CONSEILS INTIMES DE MON DOCTEUR

Dr Louis GENEST
de la Faculté de Médecine de Paris

NOUVEAU TRAITÉ PRATIQUE

DES

MALADIES VÉNÉRIENNES

Comment les reconnaître
L'art de les éviter
Comment les soigner

Les plus Récentes Méthodes de Guérison

NOTIONS D'ANATOMIE ET DE PHYSIOLOGIE. — PHTIRIASE. — GALE. — HERPÈS GÉNITAL. — VÉGÉTATIONS. — CHANCRE MOU. — LA BLENNORRAGIE ET SES CONSÉQUENCES CHEZ L'HOMME, LA FEMME ET LES ENFANTS. — LA SYPHILIS. — TRAITEMENTS INDIVIDUELS. — THÉRAPEUTIQUE SOCIALE. — COMMENT SE PRÉSERVER DES MALADIES VÉNÉRIENNES.

▽ ▽ ▽

M. DROUIN, Éditeur
20, RUE DE LA VICTOIRE, 20
(PARIS 9ᵉ)

NOUVEAU TRAITÉ PRATIQUE

DES

MALADIES VÉNÉRIENNES

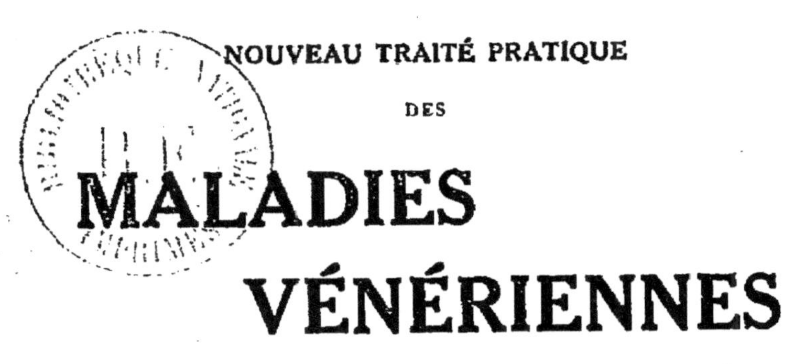

8° Te 23
753

Dʳ Louis GENEST
de la Faculté de Médecine de Paris

NOUVEAU TRAITÉ PRATIQUE

DES

MALADIES VÉNÉRIENNES

Comment les reconnaître
L'art de les éviter
Comment les soigner

Les plus Récentes Méthodes de Guérison

NOTIONS D'ANATOMIE ET DE PHYSIOLOGIE. — PHTIRIASE. — GALE. — HERPÈS GÉNITAL. — VÉGÉTATIONS. — CHANCRE MOU. — LA BLENNORRAGIE ET SES CONSÉQUENCES CHEZ L'HOMME, LA FEMME ET LES ENFANTS. — LA SYPHILIS. — TRAITEMENTS INDIVIDUELS. — THÉRAPEUTIQUE SOCIALE. — COMMENT SE PRÉSERVER DES MALADIES VÉNÉRIENNES.

▽ ▽ ▽

M. DROUIN, Éditeur
20, RUE DE LA VICTOIRE, 20
(PARIS 9ᵉ)

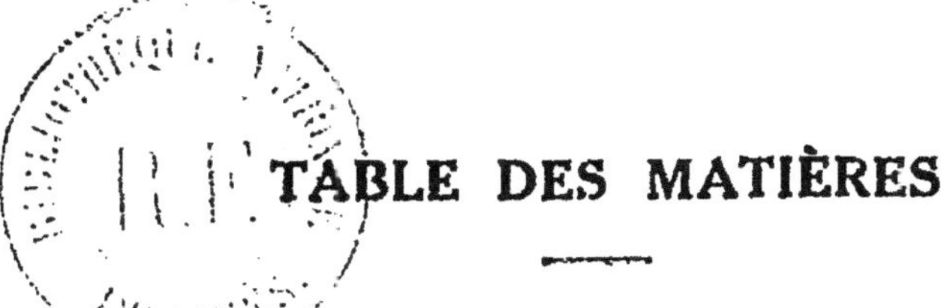

TABLE DES MATIÈRES

CHAPITRE PREMIER

Généralités

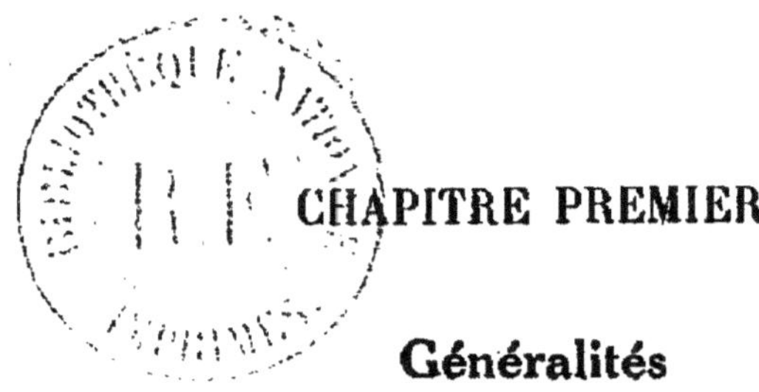

Alors que pour tout être vivant sur notre planète, le but essentiel de la vie est la propagation de l'espèce, la reproduction, alors que la nature pousse les humains à ce noble devoir par l'attrait irrésistible de l'amour, il semble qu'une divinité malfaisante se plaise à tourmenter les hommes et à se servir du plus naturel des sentiments pour faire succomber, ceux qui obéissent aux lois mêmes de la Providence, sous des affections dont les unes, peu graves ne cessent pas cependant que d'être pénibles et fort gênantes et les autres, véritables calamités sont capables d'empoisonner toute une existence, d'abréger la vie, et de détruire la santé et le bonheur, non seulement du malheureux qui est frappé, mais encore de toute une famille, de toute une race, innocentes victimes d'une fatalité inexorable et aveugle.

De tous temps les savants, les hommes de cœur, se sont efforcés de lutter et, il faut bien le reconnaître, leurs efforts n'ont pas été toujours compris, que de fois ont-ils combattu en vain?

Déjà dans le Lévitique, 1.700 ans avant Jésus-Christ, Moïse signale les maladies vénériennes. Il parle de l'impureté de l'homme qui souille la couche, le siège et les femmes qu'il approche parce qu'il a souffert du flux féminin. Hippocrate est le premier qui semble avoir envisagé la chose d'une manière véritablement scientifique.

Nous ne pouvons nous étendre sur l'historique de cette question qui n'intéresse que les médecins ou les curieux, voulant consacrer le plus d'espace possible à la description des maladies vénériennes, à l'explication de leurs causes, de leurs effets et à leur traitement afin de venir en aide à ceux qui, soucieux des devoirs que tout homme conscient contracte en naissant envers lui-même, envers les autres et envers la société, cherchent à s'instruire, à éviter ou à guérir ces maladies si répandues qui menacent de tarir les grappes humaines comme un malfaisant phylloxéra s'abattant sur les plus beaux espoirs de la jeunesse.

On a nommé : maladies vénériennes une catégorie d'infections aujourd'hui bien définies, qui se propagent au moyen des rapports sexuels.

C'est du moins leur mode le plus ordinaire de dissémination, mais nous verrons par la suite qu'elles peuvent atteindre les individus les plus chastes et que, dans leur origine comme dans leur développement, elles se comportent comme toutes les autres maladies infectieuses : tuberculose, scarlatine, diphtérie, etc...

Il est habituel de classer comme maladies vénériennes, les maladies suivantes :

1° La phtiriase ;
2° La gale ;
3° L'herpès génital ;
4° Les végétations ;
5° Le chancre mou ;
6° La blennorragie ;
7° La syphilis.

Nous les étudierons tour à tour en les envisageant, comme il convient, selon qu'elles s'adressent à des hommes, à des femmes, et même à des enfants.

On doit reconnaître que depuis vingt-cinq ans il est beaucoup plus facile d'aborder ces questions et qu'il faut, pour en parler, beaucoup moins de courage que jadis.

Grâce aux efforts désintéressés d'hommes de cœur et de grands savants, l'opinion publique évolue et l'on voit aujourd'hui des organes appartenant à la grande presse, des orateurs au Parlement, ou des conférences, aborder ce que l'on a pu appeler à juste titre : le péril vénérien.

Avant 1900 c'est à voix basse et en rougissant que l'on parlait entre hommes, à mots couverts, des *maladies secrètes* voire des *maladies honteuses*.

Pourquoi donc dénommer maladies honteuses ce qui n'est que maladies ordinaires ?

Une sotte pudibonderie estime que l'on doit maintenir les enfants et les jeunes gens dans l'ignorance et recouvre d'un voile épais ces misères que l'on ne saurait faire disparaître sans les étaler, au contraire, au grand jour.

Nombre de savants et d'esprits éclairés proclament depuis longtemps la nécessité de mettre le public en garde contre les épidémies sans cesse en progrès parmi les races humaines qu'elles atteignent dans leurs sources vives.

La science serait désarmée, on comprendrait à la rigueur qu'on cache des maux inguérissables pour ne pas dégoûter ou effrayer en vain les malades comme les gens bien portants.

Mais ce n'est pas le cas. La médecine est parvenue peu à peu à soigner, à calmer, à guérir les maladies vénériennes.

Dès lors, le devoir du médecin est d'arracher le voile qui masque la porte de ce musée secret et de dire aux foules :

— « Approchez! Instruisez-vous! Voici, le mal « qui vous menace. Ne faites pas comme l'autruche « qui se cache les yeux pour ne pas voir le danger; ne « soyez pas un de ces innombrables aveugles volon- « taires qui se refusent à tous conseils, apprenez « comment on peut éviter le piège! Et vous, les « victimes inconnues et désespérées, approchez, la « guérison est possible, la guérison est certaine si « vous savez comprendre, si vous savez vouloir ».

Le docteur Maljean écrit dans une très inté- ressante étude sur « *l'avarie du marquis de Sévigné* » les lignes suivantes qu'il convient de citer :

« De l'avis de tous les médecins d'aujourd'hui « le principal obstacle à la disparition de la syphi- « lis (et il aurait pu tout aussi bien dire : des mala- « dies vénériennes) est l'espèce de fausse honte et « de pudeur déplacée qui empêche les victimes de « déclarer leur mal dès son début et de se faire « soigner ostensiblement comme les autres mala- « dies; de là des traitements trop tardifs ou « clandestins et insuffisants.

« A cet égard, notre temps de progrès et d'action
« *au grand jour* se montre très inférieur au
« XVIIe siècle. A cette époque, il n'existait pas de
« *maladies honteuses*, même dans la société la
« plus aristocratique. Les blessés de l'amour
« recevaient des témoignages publics de sympathie
« aussi bien que les victimes de la guerre.

« De nombreuses anecdoctes montrent que le
mot *chaude-pisse* était employé dans les conver-
sations des dames de la cour et ignoré seulement
des novices et des étrangères ».

Depuis que la littérature et le théâtre se sont
emparés des sujets médicaux, on parle des maladies
vénériennes beaucoup plus librement, cependant
on est encore rapidement taxé d'inconvenance et
même d'immoralité si l'on en cause simplement,
avec toute la chasteté de la vérité scientifique,
sans user de mots couverts ou d'hypocrites allu-
sions; pudeur étrange, alors qu'une publicité largement payée étale cyniquement en lettres capitales
à la quatrième page des journaux, les noms de ces
mêmes maladies pour lesquelles les voix les plus
autorisées sont condamnées à se taire.

Nous estimons de notre devoir d'exposer la
simple réalité car, comme l'a dit Pascal : « On se
« corrige quelquefois mieux par la vue du mal
« que par l'exemple du bien, et il est bon de s'ac-

« coutumer à profiter du mal puisqu'il est si ordi-
« naire au lieu que le bien est si rare ».

La vie est enclose entre deux bornes, la naissance et la mort. Pourquoi donc cacher comme
une chose honteuse la manière de faire un homme
et les maladies qui peuvent nuire à l'enfantement,
alors qu'on nous apprend, et même tout jeune
en classe, comme chose louable et digne d'admi-
ration, à mourir et à tuer ? (Montaigne).

Il est incontestable qu'on voit poindre une réaction salutaire. Le mouvement est bien faible
encore, mais enfin, s'il n'est pas encore question
de faire entrer l'étude des problème sexuels dans
les programmes scolaires (il faudra bien en arriver là tôt ou tard), il est permis, à ceux qui veulent apprendre, de trouver des enseignements
sérieux et utiles, et à ceux qui savent de crier :
alerte! devant l'ennemi commun, de le montrer,
de signaler ses forces, ses positions et même de
conduire au combat les volontaires intelligents.

Il faut rendre hommage à Brieux d'avoir réussi
à inquiéter l'opinion publique, mais on peut regret-
ter qu'on ne l'ait pas suivi ou qu'il n'ait pas persé-
véré, car s'il a créé un euphémisme : *l'avarie*,
qui effarouche moins les oreilles des honnêtes
gens, il a été la cause involontaire d'une légende
mystérieuse et fausse, comme toutes les légendes,

dont le résultat a été diamétralement l'opposé de ce qu'il désirait obtenir.

Chaque médecin a pu s'en rendre compte maintes fois au cours de l'exercice de sa profession. Le public a peur de la syphilis. Pour lui c'est une sorte de pourriture frappant le corps en s'infiltrant dans le sang; il n'est pas rare de rencontrer des malades absolument désespérés lorsque leur médecin leur annonce, avec pourtant tous les ménagements possibles, qu'ils sont atteints de syphilis.

Il y en a qui se sont suicidés.

Nous verrons tout à l'heure que cette opinion a le tort de généraliser et de laisser croire que des accidents exceptionnels, si l'on se soigne correctement, constituent le type même de l'affection dont les débuts sont justement dangereux parce qu'ils ne sont pas douloureux et qu'ils sont à peine marqués par quelques bobos d'apparence insignifiante.

Allez donc faire croire à quelqu'un, persuadé que la syphilis va le couvrir d'ulcères, provoquer la chute de ses dents et de ses cheveux, ronger ses organes génitaux, est tout bêtement cette petite écorchure, cette éruption de menues taches rosées que le médecin accuse à juste titre?

L'ignorance est encore dangereuse à un autre point de vue.

La blennorragie, cette chaude-pisse de gaillarde mémoire, *ce coup de pied de Vénus* sans importance, est réputée dans la grande généralité du public comme un petit inconvénient dont on ne saurait que rire. N'est-elle pas pour beaucoup de jeunes gens une sorte de diplôme de virilité : un baccalauréat de pratique amoureuse dont il convient de tirer orgueil?

Je me souviens d'une petite expérience à laquelle je me livrais lorsque j'étais chargé de faire des conférences sur ces sujets spéciaux aux jeune soldats à leur arrivée au régiment.

Dans des causeries familières, je m'efforçais, comme je veux le faire ici, de donner des conseils impartiaux comme un grand frère à ses cadets.

Je commençais une de mes conférences de la manière suivante :

— Mes amis, je vais vous parler de la chaudepisse... je m'arrêtais et chaque fois tout mon auditoire partait d'un grand éclat de rire; on eut dit que je venais de proférer la plaisanterie la plus amusante du monde. J'attendais que cette gaieté fût éteinte et je reprenais :

... Après quoi, je vous parlerai de la syphilis. — Même pause. Mais cette fois tous mes bleus prenaient un visage grave, pas un ne riait; il passait même sur toutes ces jeunes têtes assemblées comme un frisson de terreur.

Eh bien! aujourd'hui comme alors, j'affirme, d'après mon expérience et d'après tous les maîtres que ces deux opinions sont absolument fausses.

Il ne faut pas se voir perdu et songer à la mort parce qu'on a la vérole, pas plus qu'il ne convient de plaisanter, parce qu'on a la chaude-pisse.

Il y a là deux maladies qui se valent à bien peu de choses près. Soignées correctement, elles guérissent toutes deux fort bien; il n'est pas toujours facile de se préserver de l'une pas plus que de l'autre. Mais si on les néglige, elles ont toutes deux des suites redoutables, parfois interminables et même mortelles.

Ceci posé, étudions sans plus attendre les diverses maladies soi-disant vénériennes en commençant par les plus bénignes pour terminer par les plus graves.

Mais il est peut-être bon de donner auparavant quelques notions très superficielles de l'anatomie et du fonctionnement des organes génitaux des deux sexes qui aideront à comprendre ce qui suit car je prétends ne rien avancer que je ne puisse prouver.

CHAPITRE II

Les Organes génitaux des deux sexes. Notions de physiologie et d'anatomie

L'Homme. — L'appareil génital masculin se compose de deux appareils à fonctions différentes : d'une part des glandes, qui sécrètent des liquides et des germes et d'autre part un système de conduits de canaux et de réservoirs, destinés à porter au dehors les produits de sécrétion de ces glandes.

Dans un petit sac en peau que d'ailleurs on appelle les *bourses*, se trouvent contenues deux glandes grosses comme des œufs de pigeon, donnant sous le doigt, lorsqu'on les presse la même consistance que le globe de l'œil. On les nomme les *testicules*. Il y a donc deux testicules et on n'en a jamais trouvé plus de deux. Les récits, qui rapportent des anomalies chez des sujets porteurs de trois testicules et plus, n'ont jamais jusqu'ici été confirmés par des examens anatomiques indiscutables.

Si l'on ouvre avec un scalpel la peau des bourses, on constate que chaque testicule est blotti dans une loge qui lui est propre. Chacun est coiffé, comme un casque de son cimier, par une petite élévation semblable à une chenille appliquée sur un fruit, ayant une tête renflée et une extrémité allant en pointe. C'est ce qu'on appelle : l'épididyme. De cette épididyme intimement accolée aux testicules (à tel point qu'il est impossible de l'en détacher sans le secours d'un instrument tranchant), par un cordon gros comme la moitié du petit doigt qui remonte à la naissance des bourses et s'engage dans un canal dissimulé sous la peau à la naissance des cuisses, au commencement du pli de l'aine et conduisant à l'intérieur du ventre.

Ce cordon, appelé cordon spermatique, comporte un ensemble d'artères, de veines et nerfs réunis en faisceau dans une sorte de gaine qui les enveloppe de toute part.

Nerfs, *veines*, *artères* proviennent de nerfs, d'artères et de veines plus importantes et établissent, on le voit, une communication entre les testicules et tous les organes du corps.

Si on saisit un cordon entre les doigts, même au

Organes génitaux. — Homme.

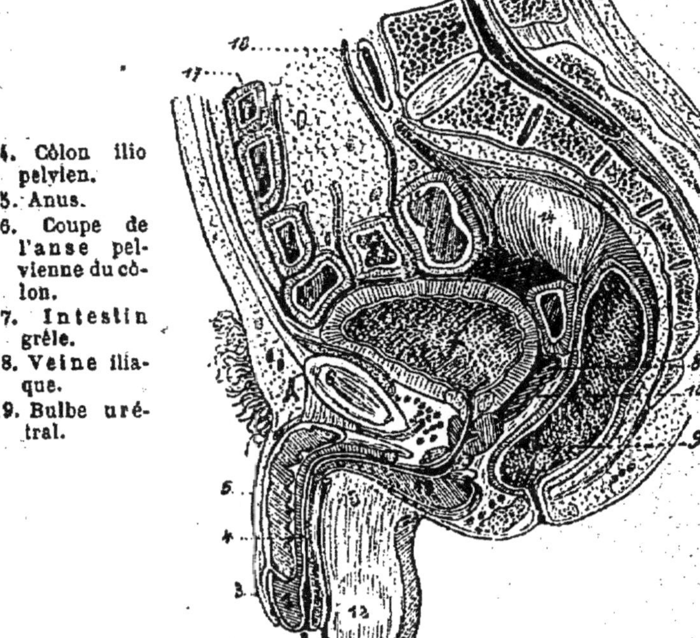

14. Côlon ilio pelvien.
15. Anus.
16. Coupe de l'anse pelvienne du côlon.
17. Intestin grêle.
18. Veine iliaque.
19. Bulbe urétral.

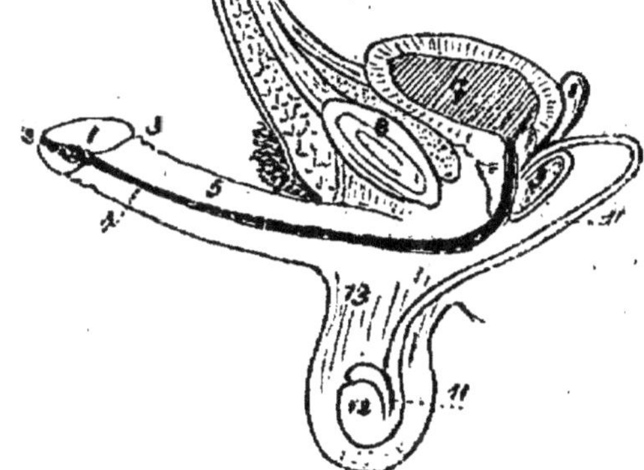

1. Gland.
2. Méat urinaire.
3. Prépuce.
4. Canal de l'urètre.
5. Verge.
6. Pubis.
7. Vessie.
8. Vésicule séminale.

9. Prostate.
10. Canal déférent.
11. Epididyme.
12. Testicule.
13. Bourses.

travers de la peau des bourses et si on le roule doucement, on provoque une vive douleur mais avec un peu de soin on peut se livrer à cet examen et l'on perçoit très nettement la sensation d'un fin canal gros comme une ficelle de pâtissier, roulant sous le doigt, nettement plus dur que les veines voisines. Ce canal est le *canal déférent*, fin tube dans lequel se déverse le *sperme*. Liquide fécondant secrété par les testicules, le sperme contient des germes miscroscopiques, première ébauche merveilleuse de l'être humain dont le nom est : les *spermatozoïdes*.

Pour continuer notre étude, il faut pénétrer à l'intérieur du corps, dans la partie basse du *bassin*. Là sur un plancher musculaire en creux, comme une vasque, on rencontre tout d'abord une poche membraneuse plus ou moins distendue par des liquides : c'est la vessie, réservoir pour l'urine. Derrière la vessie et à son contact ce gros boyau que vous apercevez, c'est la fin du rectum, ou ampoule rectale, dans lequel séjournent les matières fécales qui viennent s'y accumuler, résidu ultime de la digestion, avant d'être expulsées au moment voulu, par l'orifice *anal* ou *anus*.

Soulevons la vessie et écartons-la du rectum, en regardant à la partie qui touche le plancher musculaire ou *plancher pelvien*. Nous apercevons un organe ayant la forme et les dimensions d'une grosse châtaigne dont la pointe serait dirigée en avant. Il s'agit là d'une pièce importante de l'appareil génital qu'on appelle : *la prostate.*

La prostate est non seulement intimement adhérente à la face inférieure de la vessie, mais encore elle constitue en quelque sorte le goulot de cette espèce d'outre car elle coiffe le col de la vessie et se trouve traversée de part en part d'un canal extensible qui se prolonge jusqu'à l'orifice externe de l'appareil uro-génital connu sous le nom *canal de l'urètre.*

La prostate est comme le carrefour où se réunissent les voies urinaires et les voies spermatiques pour emprunter le canal de l'urètre qui, désormais, leur est commun.

Disons rapidement que l'urine est un excrément, un liquide chargé en grande partie des impuretés du sang, fourni par deux grosses glandes les *reins*, situées chacune de part et d'autre de la colonne vertébrale dans la région bien connue que le public appelle improprement les reins, alors qu'on doit dire : les *lombes* ou *région lombaire.* L'urine s'écoule dans un canal qui va rejoindre la vessie et que l'on nomme l'*uretère ;* il y a deux uretères, un droit, un gauche.

Sur la prostate, on aperçoit comme deux petits

sacs allongés allant au devant l'un de l'autre sans se réunir néanmoins et débouchant tout près de la pointe de la prostate lorsqu'elle est traversée par l'urètre. Il s'agit des deux *vésicules séminales* qui sont deux réservoirs dans lesquels s'accumule le sperme qui a été amené là par les *canaux déférents*.

Ici s'arrête l'appareil génital proprement dit. Les vésicules séminales se déversent dans le canal de l'urètre lorsqu'une contraction musculaire de la prostate et des muscles voisins appuie sur elles brusquement et avec force, comme ferait une main sur une poire en caoutchouc.

Cette contraction, produite par une action nerveuse très spéciale, n'a lieu qu'à un moment donné, lorsque les organes copulateurs que nous allons décrire ont été excités plus ou moins longuement d'une manière quelconque. Au cours des rapports sexuels elle n'a lieu que lorsque les sensations voluptueuses de l'accouplement éveillent le spasme final qui se traduit pour l'homme par la projection énergique du sperme au dehors, autrement dit quand a lieu ce qu'on appelle : l'*éjaculation*.

Lorsqu'on étudie la reproduction chez tous les êtres vivants, on se rend compte que la création d'un nouveau-né commence à la fécondation d'un germe femelle par la pénétration d'un germe mâle qui vient en contact.

Suivant les espèces animales, la mise en présence de ces germes dépend d'un grand nombre de mécanismes divers.

Chez les poissons, par exemple, au moment du frai, les mâles vont se frotter le ventre contre les rochers et sécrètent un liquide fécondant contenant un nombre incalculable de germes mâles, dont il arrose les œufs, autrement dit les germes femelles, que la femelle est venue déposer dans des endroits spéciaux, généralement auprès des rochers et en eau calme.

Dans l'espèce humaine, les conditions de la vie rendent impossible ce mécanisme si simple. L'homme fait partie de la classe des mammifères qui ont une vie indépendante, nomade, et il convient que les germes de la reproduction soient déposés en lieu sûr, protégés contre des hasards malheureux. Quel asile meilleur et plus doux que le sein maternel?

Pour apporter le spermatozoïde à proximité de l'ovule, il faut un organe spécialement adapté. C'est l'appareil copulateur : la *verge* ou *pénis*.

Le *pénis* n'est, en somme, qu'un tube dont l'âme est constituée par le canal de l'urètre. On voit donc que le pénis sert à deux fonctions :

l'émission des urines et la projection du sperme.

On appelle : *méat urinaire* l'orifice par lequel s'écoulent ces liquides. Il est percé à l'extrémité de la verge qui se termine par un renflement qu'on est convenu de nommer *le gland*. Cette terminaison ressemble en effet, si l'on veut, au gland d'un chêne dans sa cupule, surtout si on la considère à l'état normal, quand elle est recouverte en partie par un repli de la peau, un manchon mobile : *le prépuce*.

A l'état ordinaire et pour les fonctions courantes, la verge pend entre les cuisses, au bas du ventre, comme un tuyau mou plus ou moins long venant reposer sur le coussin des bourses placées en dessous.

Pour les fonctions reproductrices, à la suite d'excitations directes ou simplement d'images, de sensations diverses éveillant des idées amoureuses (et tous les sens peuvent les provoquer selon les individus), il se produit dans la verge une sorte de congestion locale, un afflux de sang considérable qui va gonfler à bloc des organes constitués comme des éponges (les *corps caverneux*) : il en résulte la rigidité de l'organe qui se redresse, acquiert une dureté considérable et se trouve ainsi propre à être introduit dans la cavité féminine. Ce phénomène de gonflement s'appelle : *l'érection*.

A vrai dire, l'anatomie de l'appareil uro-génital est beaucoup plus compliquée que ce dessin dont nous venons de donner les grandes lignes. Si la chose intéresse le lecteur il pourra se reporter à notre ouvrage de la même collection traitant la configuration et les fonctions des organes génitaux. Ce que nous donnons ici suffit pour faire comprendre les démonstrations qui vont suivre.

La Femme. — La femme, anatomiquement parlant, est entièrement construite en vue des fonctions de la maternité, à tel point qu'on a pu dire avec raison : *Tota mulier in utero* : *Toute la femme réside dans l'utérus* ou encore : *La femme est un utérus servi par des organes*. Son rôle est de produire les germes femelles : de tous petits œufs, plus petits que des têtes d'épingles, appelés les *ovules*; de les mettre à portée du germe fécondant, d'assurer la vie et le développement de l'œuf fécondé, sa transformation en embryon, puis en fœtus et enfin en enfant qu'elle doit alors expulser de son sein pour donner un être humain nouveau. Mais cette fonction d'enfantement ne s'arrête pas là. Quand l'enfant est mis au monde, la femme doit pendant encore un certain temps s'occuper de lui, l'élever, le soigner, le nourrir. L'appareil génital féminin doit donc avoir des organes spéciaux adaptés à chacune de ses fonctions.

La nature n'aime pas beaucoup varier les grandes lignes des plans principaux qu'elle s'est donnée la peine d'établir. La comparaison nous entraînerait trop loin, mais on a pu rapprocher l'anatomie des sexes et l'on s'est rendu compte que l'appareil féminin était calqué de bien près sur l'appareil masculin dont il se montrait une modification commode. On sait d'ailleurs que, jusqu'à l'âge de trois mois après la fécondation, il est impossible de discerner le sexe d'un embryon humain. Il existe un petit bourgeon uro-génital qui est une ébauche d'où se développeront, sans qu'on puisse encore savoir pourquoi ni comment, ici les organes mâles, là les organes femelles.

Voici qui explique les erreurs possibles sur la détermination du sexe d'un individu à sa naissance et même plus tard. L'histoire médicale comporte de nombreux cas de ces soi-disant *hermaphrodites* qui se sont presque toujours montrés comme des malheureux pourvus d'un appareil génital mal conformé. Il est très rare qu'on ait trouvé la concordance des deux sexes réunis.

Toute la partie principale de l'appareil génital féminin est enfermée à température convenable et constante, à l'abri des violences extérieures, dans la région basse du ventre de la femme, dans le

Organes génitaux. — Femme.

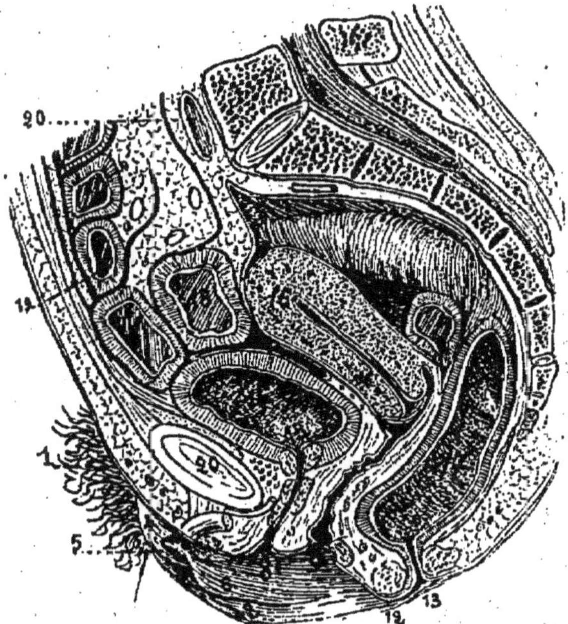

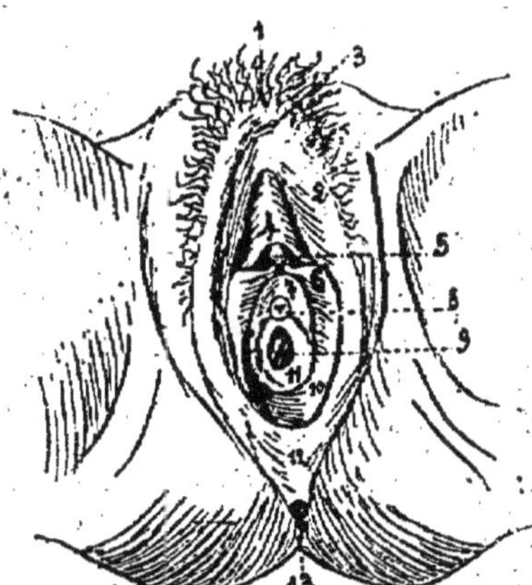

1. Pénil ou mont de Vénus.
2. Grandes lèvres.
3. Commissure antérieure de la vulve.
4. Capuchon du clitoris.
5. Clitoris.
6. Petites lèvres.
7. Vestibule.
8. Méat urinaire.
9. Ouverture du vagin.
10. Fosse naviculaire.
11. Hymen.
12. Périnée.
13. Anus.
14. Vessie.
15. Urètre.
16. Corps de l'utérus.
16. Avec son col.
17. Ampoule rectale.
18. Coupe de l'anse pelvienne du côlon.
19. Intestin grêle.
20. Veine iliaque primitive gauche.

petit bassin, au contact du plancher musculaire qui ferme en bas la cavité abdominale : le *plancher pelvien*.

Tout comme chez l'homme, les organes reproducteurs sont en contact avec la vessie en avant, et le rectum en arrière, ce qui a fait dire, si justement à Voltaire, qu'il n'y avait vraiment pas de quoi élever l'amour à une telle hauteur et se montrer si orgueilleux de sa qualité d'homme quand on pense que nous naissons tous entre le réservoir de l'urine et le magasin des excréments.

Les glandes chargées de produire les ovules sont deux masses blanchâtres à surface irrégulière, qu'il est habituel de comparer, comme forme et comme volume, à des amandes, mais qu'il serait plus juste de comparer à des pralines. On les appelle : *les ovaires*.

Les ovaires sont logés dans le petit bassin entre des replis de la fragile et transparente membrane qui tapisse tout l'intérieur de la cavité abdominale et revêt tous les organes inclus : *le péritoine*, qu'on retrouve d'ailleurs dans les deux sexes.

Les *ovaires* sont appliqués de part et d'autre du *rectum* et de la *vessie* et on parvient à les rencontrer sous le doigt en provoquant une douleur appréciable lorsqu'on appuie sur le ventre d'une femme couchée, en un point un peu au-dessous du rebord antérieur des os du bassin, sur une ligne que l'on abaisserait comme une perpendiculaire, parallèle au grand axe du corps, en partant de la pointe des seins. Les ovaires, notons-le au passage, sont des organes à peu près indépendants du restant de l'appareil génital et faisant entièrement partie de la cavité tapissée par le péritoine; à l'inverse du testicule, qui, lui, est pourvu d'un canal évacuateur.

Lorsque les ovaires contiennent des ovules à maturité, c'est-à-dire à point pour être fécondés (ce qui se produit périodiquement tous les mois ou chez d'autres femmes treize fois par an, suivant le cours des phases de la lune) les ovules, répartis à la surface de l'ovaire comme les grains d'un épi de maïs, s'échappent d'un menu sac qui les contenait, dont la membrane se rompt au moment voulu. Il n'existe qu'un ovule par sac. L'ovule tomberait et tombe parfois dans la cavité de l'abdomen, où il risquerait de se perdre, s'il ne se présentait, pour le recueillir, un plateau largement étalé garni comme d'une dentelle découpée, une sorte d'entonnoir très évasé, perforé en son centre qu'on appelle le *pavillon de la trompe*. Les anatomistes ont coutume de dire que le pavillon ressemble à un chrysanthème rare aux sépales dentelés, image qui est fort juste.

Voici donc l'ovule tombé sur le pavillon, il s'engage dans l'orifice central et pénètre dans un canal de la longueur du petit doigt environ, âme d'un tube souple, épais comme un crayon.

On appelle ce conduit : la *trompe* par comparaison avec cet instrument de musique.

Il existe, par conséquent, deux trompes ou *oviductes*; ces organes aboutissent de part et d'autres à l'*utérus*.

L'*utérus*, est un muscle creux dont la forme varie suivant les sujets et suivant l'âge. Chez la vierge, ou chez la jeune femme qui n'a jamais eu d'enfant, il est petit, presque cylindrique. Chez la femme marquée par une première maternité, on dirait une petite poire suspendue au milieu des muscles du bassin, sa partie la plus renflée dirigée en haut. Tout à fait à sa base élargie s'abouchent les trompes. Les anciens anatomistes avaient coutume de considérer l'ensemble de l'utérus et des trompes qu'ils comparaient à une tête de taureau en assimilant la place et la direction des trompes, aux cornes de l'animal. On distingue deux parties principales à l'utérus : la partie renflée ou *corps*, et la partie la plus étroite ou *col*. La masse du muscle utérin est parcourue dans son centre par un canal unique, le *canal cervical* qui, en arrivant à la base, se bifurque, dessine un trajet comparable à un T majuscule, et donne deux conduits latéraux pour assurer la communication avec les trompes.

L'ovule, après avoir parcouru la trompe, arrive dans l'utérus, dans le *canal cervical*, se trouve expulsé au dehors avec des mucosités, par l'orifice externe de l'utérus et tombe dans une cavité largement en rapport avec l'extérieur : le *vagin*.

Le phénomène de la ponte de l'ovule s'accompagne d'un flot de sang. On n'est pas encore fixé sur la concordance de cette hémorragie et de la présence de l'ovule. Pour certains auteurs, ce flot sanguin, bien connu des femmes, puisqu'il les tourmente à époques régulières, chaque mois ou treize fois dans l'année selon les cas, les *règles* en un mot ou *périodes menstruelles*, ou *menstrues* précèdent ou accompagnent la rupture de la poche qui contient l'ovule à la surface de l'ovaire. Pour d'autres, l'ovule serait déjà pondu depuis long-temps et les règles (ou encore : *flot cathaménial*) ont pour but de libérer l'utérus d'un ovule trop vieux. Quoi qu'il en soit, nous pouvons assurer en passant que la suppression des règles, chez toute femme jeune, est un signe à peu près certain de grossesse, surtout si jusqu'alors les périodes étaient régulières et si cet arrêt persiste au moins trois mois. Dans quelques cas exceptionnels, on a rapporté la persistance des règles chez des femmes enceintes, jusqu'à un moment assez éloigné de la gestation.

Comme pour l'appareil génital masculin, il convient de distinguer des organes particulièrement adaptés à la fonction génitale et des organes utiles à l'accouplement.

Chez la femme, l'union des sexes est possible, grâce à une cavité spéciale destinée à recevoir la verge et à recueillir le liquide spermatique. A l'état habituel, cette cavité appelée vagin, ou cavité vaginale, est une sorte de fissure profonde dont les parois sont en contact et qui rappelle, en coupe transversale, le dessin de la lettre H majuscule. Il faut l'intromission du pénis pour l'écarter et lui faire découvrir l'extrémité au milieu de laquelle se trouve l'orifice d'entrée de la cavité utérine.

L'utérus fait une saillie au fond du vagin. L'orifice constitue ce qu'on appelle, par comparaison *le museau de tanche*. Suivant les cas il n'est pas de forme identique chez toutes les femmes. Chez la vierge ou la femme qui n'a jamais été fécondée, il s'offre comme un orifice fort étroit et circulaire. Chez la femme qui a eu un enfant (primipare) on dirait une petite fente. Chez la femme qui a eu plusieurs enfants (multipare) l'orifice occupe la presque totalité de la saillie du col utérin, ses bords sont irréguliers, sinueux, déchiquetés, assez mous.

Il y a là une différence fondamentale avec l'appareil génital masculin; puisqu'on rencontre un conduit absolument spécial pour les voies génitales séparé des voies urinaires.

La vessie se vide par un *urètre* très court, peu résistant, capable de laisser pénétrer le petit doigt ayant à peine deux centimètres de long, dont l'ouverture, le *méat* s'aperçoit en avant de l'orifice vaginal, à la partie antérieure de la *vulve*.

La *vulve* est cette dépression plus ou moins en entonnoir, qui creuse, en son milieu, la région du *périnée* étendue du pubis à l'anus et cachée, lorsque les cuisses sont appliquées l'une contre l'autre. C'est en quelque sorte la porte du vestibule qui conduit au vagin. Pour l'étudier il convient d'examiner une femme couchée sur le dos et les jambes entr'ouvertes.

Immédiatement au-dessous d'une éminence recouverte de poils abondants : le *mont de Vénus*, on aperçoit un organe de la dimension d'un petit pois, qui est le *clitoris* ou *gland*, c'est l'analogue du *gland* du pénis masculin. Il s'agit là d'un réduction d'organe érectile, susceptible de se gonfler sous l'influence des désirs amoureux et qui est comme un relai nerveux à l'entrée du vagin. De part et d'autre du clitoris s'écartent deux replis de la peau, souples, délicats et qui encadrent l'orifice du vagin dans sa partie antérieure : ce sont les *petites lèvres*. A leur opposé, on appelle la *fourche*, l'angle que fait le vagin en avant de l'anus. Tout ceci est contenu entre deux bourrelets garnis de graisse qu'on appelle les *grandes lèvres*.

Le *clitoris* est recouvert en partie par un capuchon taillé aux dépens des petites lèvres à leur origine. Il faut écarter les petites lèvres pour apercevoir l'entrée du vagin, ou *vestibule*, tapissée d'une muqueuse comparable par son aspect et sa couleur à la muqueuse de la bouche. A deux travers de doigt environ en dessous du clitoris une petite éminence perforée d'un orifice : c'est le *méat urinaire*.

Plus profondément, si l'on entrouvre l'orifice vaginal, on aperçoit tout autour comme une couronne de petites excroissances charnues qui sont les *caroncules myrtiformes*, vestiges superficiels d'une membrane très variable en sa forme, plus ou moins close et d'ailleurs faisant plus souvent défaut qu'on ne croit, par un caprice de la nature et qui, est la membrane *hymen* normalement destinée à se rompre sous le choc du premier abord sexuel. La membrane hymen a joué un grand rôle dans l'histoire de l'humanité, car elle fut très longtemps considérée comme la preuve irréfutable de la virginité d'une jeune fille. Depuis que les problèmes de la médecine légale ont fourni l'occasion d'étudier la question de près, il a bien fallu reconnaître que la présence ou l'absence de l'hymen ne prouvait rien. On rencontre des jeunes filles incontestablement vierges qui n'ont jamais eu d'hymen ; il existe, par contre, des prostituées dont l'hymen est assez résistant ou assez souple pour ne pas être brisé par de nombreux assauts.

Enfin, si l'on fait bien attention, on peut reconnaître de part et d'autre de la vulve, un petit orifice qui permet à des glandes assez volumineuses cachées entre le vagin et le rectum, de déverser une sorte de liquide filant qui a pour effet de lubréfier l'orifice vulvaire. Ce sont les *glandes de Bartholin* et leur orifice sécréteur. Comprimées par des muscles, leur liquide peut, au moment de l'acte vénérien, être expulsé brusquement, avec une telle force et une telle abondance que des auteurs ont décrit, chez certaines femmes, une véritable éjaculation.

Voici donc, les points principaux qu'il importe de connaître pour comprendre les maladies vénériennes. A vrai dire, les infections que l'on entend par maladies vénériennes, ne sont pas limitées aux organes sexuels, elles s'étendent à tout le corps parce que les microbes trouvent toutes sortes de facilités pour se propager, et aussi, parce que la littérature et la dépravation aidant, on peut s'attendre aux contagions les plus inattendues, en rapport avec l'imagination fort grande des maniaques de l'amour.

Il est inutile de décrire ici les seins de la femme, quoiqu'ils participent aux organes génitaux et qu'ils aient des relations intimes avec eux.

(Voir : *Maladies des femmes*).

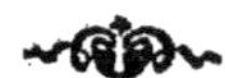

CHAPITRE III

Phtiriases

Poux. Morpions. Traitements. — On appelle
phtiriase, l'ensemble d'accidents plus ou moins
graves, de phénomènes irritants ou douloureux
dus à des parasites de la peau de la famille des
poux.

La phtiriase est une maladie vénérienne si l'on
veut, car nombre de gens contractent une colonie
de poux sans qu'on puisse accuser le moindre rapport sexuel.

On a coutume de considérer trois espèces différentes de poux ennemis de l'homme qui sont :

1° Le pediculus capitis : pou de tête ;
2° Le pediculus vestimenti : pou de vêtements ;
3° Le pediculus pubis : pou du pubis.

Les deux premières espèces n'entrent pas dans notre sujet, mais puisqu'il en est question il est toujours bon d'en parler brièvement.

Les poux sont des insectes suceurs sans ailes, de la classe des *aptères*.

Le pou de tête est gris, de taille variable. C'est la femelle qu'il faut redouter, elle est plus grosse que le mâle et pond un nombre considérable d'œufs qu'elle fixe à la base des poils par une sorte de ciment. L'œuf de pou est ce tout petit grain, jaune blanchâtre, appliqué solidement à la base d'un cheveu ou d'un poil, comme une perle sur une épingle et qu'on appelle une *lente*. Le pou de tête se contente du cuir chevelu.

La lente éclôt en six jours; en dix-huit jours, il se forme un pou adulte.

« Les poux », dit Brumpt « ont un appétit insatiable ». Ils piquent la peau, provoquent de violentes démangeaisons et entraînent diverses rougeurs, des boutons. Ils favorisent les maladies de peau, en poussant au grattage, qu'ils disséminent et inoculent. En s'arrachant la peau avec les ongles, les personnes atteintes de poux contractent des maladies qui prêtent à confusion. C'est ainsi que chez les enfants lymphatiques et scrofuleux prend naissance l'*impétigo* ou vulgairement la *gourme*, ce que les bonnes femmes sans instruction appellent des *maux* ou du *mauvais sang*.

Sous les croûtes de la gourme, les poux pullulent à couvert. Un liquide épais suinte de la peau du crâne, il se solidifie en un enduit solide, jaunâtre, espèce d'humeur infecte, à l'odeur caractéristique.

La peau de tout être, même bien portant, est fréquentée par d'innombrables microbes.

En se grattant, les enfants recueillent sous leurs ongles des microbes bien vivants et c'est ainsi qu'en portant les mains à la face et sur tout le corps, ils ensemencent leur peau qui sera bientôt recouverte de gourme. Les ganglions lymphatiques réagissent alors, ils grossissent. On va trouver le pharmacien, on lui demande un « remède contre les glandes ». On peut ingurgiter au malade des tonnes de sirops dépuratifs, il ne guérira pas. Par contre, si l'on a l'idée de tenir proprement les écorchures et de détruire les poux par une lotion efficace, la guérison est presque immédiate.

Jadis, il fallait couper les cheveux. Ce remède radical n'était pas sans inconvénients pour les petites filles. Aujourd'hui, il suffit d'appliquer sur toute la région habitée la lotion de Sabouraud :

Xylol	50 grammes
Alcool absolu	25 —
Éther	25 —

(Usage externe).

3

On étale ce mélange avec un tampon d'ouate sur les poils et la peau. On devra se mettre à l'écart de toute flamme, de tout point incandescent, dans une pièce ou il n'y a pas de feu, *pas même une cigarette allumée*. Le mélange de Sabouraud est très inflammable. Il est aussi un peu irritant. On doit protéger les régions délicates, par exemple on couvrira les yeux avec une serviette roulée en bandeau. On passe alors le peigne fin et si l'on a opéré avec patience, la guérison est obtenue en une seule séance.

S'il y a de la gourme ou de l'eczéma on fera mieux d'appliquer une couche épaisse de la pommade suivante, de manière à coller tous les cheveux puis on recouvrira d'un mouchoir ou d'un bonnet qu'on laissera toute la nuit.

Xylol . . . . 150 gouttes
Vaseline. . . . . 50 grammes
(Usage externe).

Au matin, on lave à l'eau savonneuse tiède et on passe le peigne fin. On recommencera tant qu'il restera des croûtes.

Le pou de corps ou plutôt pou de vêtements, le célèbre *toto* d'héroïque mémoire, est plus grand que le précédent. Il se cache dans les plis des vêtements (ou dans les ornements qui servent de costumes aux sauvages). Ils n'abandonnent leur asile que pour aller prendre leur nourriture sur la peau. Leur piqûre donne à la longue une coloration brune de l'épiderme très caractéristique.

Longtemps on n'a pas attaché d'importance au pou de corps. Aujourd'hui on sait que c'est un hôte dont on doit se méfier en cas d'épidémie ; il propage la fièvre récurrente, le typhus et peut-être aussi la peste. Toute personne atteinte de poux de corps doit être invitée à prendre des soins de propreté rigoureuse. En changeant très souvent de linge, en usant de bains, de douches, en portant les cheveux courts et la barbe rasée avec des vêtements serrés aux poignets, au col et aux pieds, on évitera les poux de corps.

Il a été recommandé de garnir les vêtements et sous-vêtements, caleçons, gilets, etc..., de petits sachets de camphre ou de fleurs de lavande, de morceaux de flanelles imbibés d'essence de térébenthine. Il paraît que l'odeur violente de toutes ces substances écartent les parasites.

Le pou du pubis qui, seul, mérite vraiment une mention dans un traité de maladies vénériennes, est un *phtirius inguinalis*. On l'appelle vulgairement *morpion*.

Il ressemble aux autres poux, il est cependant plus rond, plat, avec une tête courte enfoncée dans le thorax. A l'inverse des autres, son thorax est plus large que son abdomen. Il vit dans les poils des organes génitaux; ses descendants se propagent le long des cuisses, du ventre, gagnent les aisselles, la barbe, les sourcils, et même les cheveux. Sur le visage ou la tête, il est rare d'en rencontrer mais le fait arrive, en dépit de ce qu'on ait pu prétendre. Il est muni de pattes terminées par de forts crochets en pinces de homard par lesquels il s'incruste dans l'épiderme, dont on ne le détache pas sans peine.

Les lentes mettent sept jours à éclore; les jeunes sont aptes à la reproduction au bout de quinze jours.

Un sujet porteur de ces insectes est atteint de *phtiriase*.

Les morpions se contractent au cours des rapports sexuels, mais aussi dans les hôtels, sur les sièges des waters-closets, dans les wagons, les voitures, les sièges publics, les fauteuils de théâtres, et tout simplement au voisinage d'un parasité.

Leurs piqûres provoquent des démangeaisons constantes, particulièrement fortes la nuit et le grattage engendre des maladies de peau. On leur doit un semis de taches bleutées sur l'épiderme, petits points sombres, visibles surtout à contre-jour. Il est probable qu'ils transmettent des maladies contagieuses. Aujourd'hui, toute une école médicale leur attribue, non sans raison valable, un rôle important dans la transmission de la tuberculose.

On abandonne à peu près l'ancien traitement à la pommade mercurielle simple, dite onguent napolitain, sale et non sans danger.

On délaisse aussi le sublimé acétique ou vinaigre sublimé, actif certes mais beaucoup moins que le traitement par la lotion de Sabouraud.

Sublimé corrosif. . . . . . . 0 gr. 65
Acide acétique cristallisable. 7 —
Eau distillée . . . . Q. S. pour 250 gr.

(Usage externe).

Cette formule est analogue à l'eau Bénita.

Pour les personnes délicates, la formule suivante a la même efficacité, mais elle a l'avantage d'être agréablement parfumée, ce qui masque l'odeur du vinaigre.

Sublimé corrosif. . . . . . . 0 gr. 65
Acide acétique cristallisable 7 —
Teinture de myrrhe à 1/5 . 6 —
Baume du Pérou. . . . . . . 0 gr. 50
Eau de Cologne fine . . . . 250 —

(Usage externe).

Mais les frictions avec ces vinaigres doivent être continuées pendant plusieurs jours. Elles sont irritantes et on doit craindre une intoxication toujours possible par le sublimé. Je préfère conseiller les frictions avec le mélange de Sabouraud, dont j'ai donné la formule un peu avant.

A défaut de xylol, on peut à la rigueur obtenir un résultat analogue avec la benzine ordinaire des teinturiers.

Il ne faut pas frotter fort car ces liquides sont très irritants et, répétons-le, il faut bien se méfier du feu.

Pour les personnes qui ont la peau délicate, qui ont des écorchures et qui craignent la douleur, on peut conseiller avant de se mettre au lit, une large couche de la pommade de Sabouraud :

> Xylol. . . . . 150 gouttes
> Vaseline. . . . . 150 grammes
>
> *(Usage externe).*

On peut encore recommander cette formule suivante :

> Créoline . . . . 10 grammes
> Vaseline . . . . 90 —
>
> *(Usage externe).*

Au matin, on passera le peigne fin à la suite d'un bon lavage à l'eau tiède savonneuse.

A défaut de tout autre remède, signalons le traitement bien connu des marins, qui consiste à s'enduire le corps avec du pétrole, en insistant sur les points menacés.

Attention au feu!

La phtiriase n'est donc à l'heure actuelle qu'un petit inconvénient dont il est facile de se libérer en une seule séance.

CHAPITRE IV

La gale

La gale est une maladie de peau très répandue et connue de longue date. Fort contagieuse, elle est due à un parasite. Il suffit que celui-ci passe d'une peau malade sur une peau saine pour que la transmission soit accomplie.

Le parasite, l'*acare*, dont le nom scientifique est *sarcoptes scabiei*, est un insecte qui comporte deux individus de sexes différents : le mâle et la femelle. Les femelles adultes n'émigrent pas mais les jeunes femelles fécondées voyagent pendant la nuit et s'établissent avec prédilection sur une peau saine, s'il s'en offre une à leur portée.

La gale se contracte donc surtout, par la fréquentation du lit commun, ou le couchage dans des draps ayant servi et n'ayant point passé à la lessive.

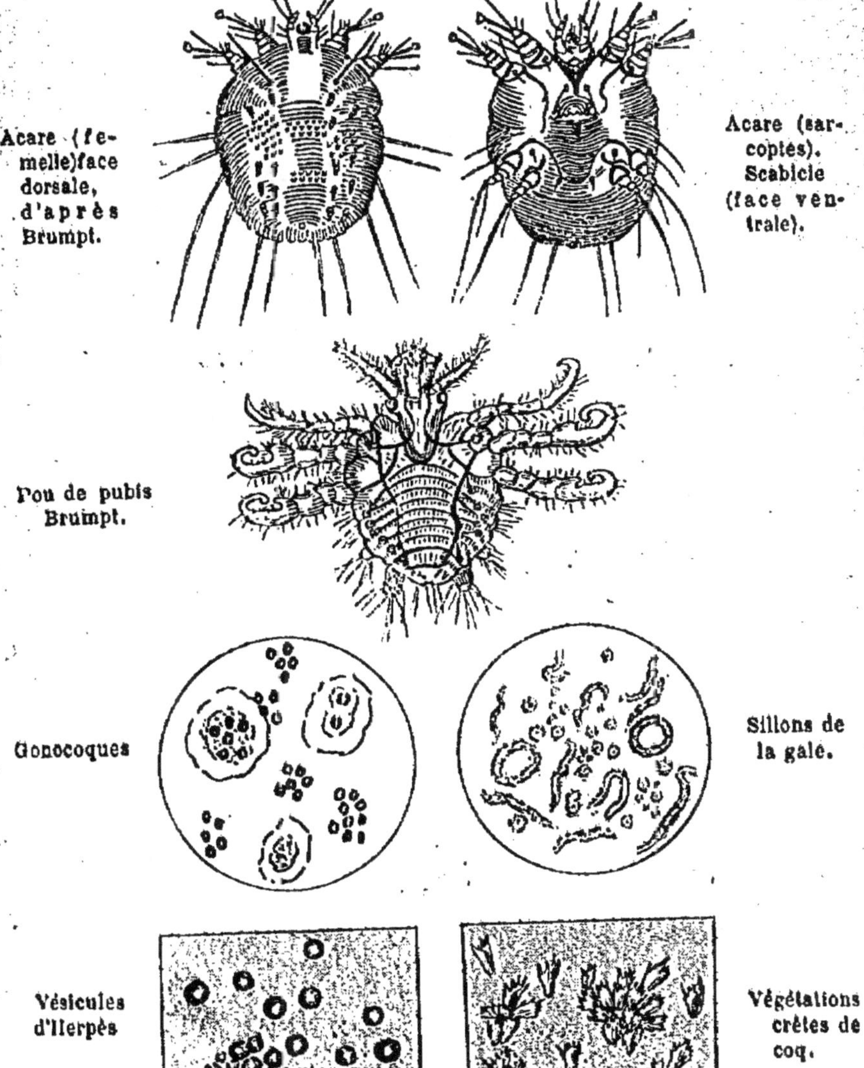

Acare (femelle) face dorsale, d'après Brumpt.

Acare (sarcoptés). Scabicie (face ventrale).

Pou de pubis Brumpt.

Gonocoques

Sillons de la gale.

Vésicules d'Herpès

Végétations crêtes de coq.

La gale ne respecte personne, ni âge, ni sexe, ni situation sociale, elle présente cependant son maximum de fréquence parmi les jeunes adultes et les personnes de propreté douteuse. Le parasite en est connu depuis plusieurs siècles; il semble répandu par toute la terre.

L'*acare* est un petit insecte en forme d'œuf surmonté de menues épines et pourvu de quatre paires de pattes analogues à celles des chenilles.

La femelle est gris-perle ou rougeâtre et mesure environ quatre cent millièmes de millimètre de long et trois cent millièmes de millimètre de large.

Le mâle est plus petit, plus foncé, brun-roux.

Les acares des deux sexes présentent des détails de structure très nets. Ils sont semblablement hérissés de quelques longues soies implantées surtout à leur partie postérieure.

La femelle pond les œufs qui donnent des larves sept jours après leur ponte.

La gale met donc huit ou dix jours à se déclarer à la suite du contage. On a noté des incubations de quarante jours.

C'est la nuit que l'insecte sort pour s'accoupler sur la peau aussi la contagion de la gale est-elle surtout nocturne. Il faut en outre qu'il y ait une certaine chaleur, un peu d'humidité et un contact prolongé : toutes conditions qui se réalisent au cours des rapports sexuels.

Le sujet atteint éprouve soudain un impérieux besoin de se gratter, au moment où il se met au lit. Les démangeaisons se manifestent généralement la nuit, mais on a observé qu'elles avaient lieu également le jour chez les travailleurs qui ont veillé et se couchent quand les autres se lèvent.

Le galeux ne peut s'empêcher de se gratter, il s'écorche et dénature ses lésions, aussi n'est-il pas toujours si facile qu'on le croit de diagnostiquer la gale. Avant de l'affirmer il faut chercher et retrouver les lésions caractéristiques.

Elles siègent de préférence aux régions où l'épiderme tendre et chaud est ordinairement couvert de sueur : entre les doigts, sur l'aine, aux poignets, aux coudes, aux aisselles, aux chevilles, aux talons, aux fesses, entre les cuisses et près des organes génitaux. La femme est souvent atteinte aux seins. Il convient d'examiner attentivement, avec une loupe les points qui démangent. On voit de fines traînées de deux à quatre millimètres de long, saillantes sous l'épiderme. Ce sont des *sillons* souvent noircis par la crasse et la poussière. Ils sont rarement rectilignes et décrivent même parfois une sorte de cercle fermé. Ils ont été creusés par la femelle. C'est elle qui se fore une galerie sous la peau comme une taupe dans une prairie, elle pond au cours de son avance, et comme elle cherche à sortir en revenant à son point de départ elle décrit ce trajet sinueux parce que les longs poils dont elle est garnie l'empêchent de revenir en arrière.

Avec la pointe d'une aiguille on peut extraire l'acare de son sillon et le voir remuer malgré sa petite taille, surtout si on le dépose sur une lame de verre.

Le sillon est la lésion caractéristique de la gale mais il n'est pas la seule. Il est accompagné, presque toujours, de fines bulles blanches transparentes qu'on appelle des *vésicules perlées* dues au venin sécrété par les glandes salivaires de l'insecte. Les vésicules perlées peuvent être confondues avec de l'herpès ou d'autres maladies de peau à forme bulleuse.

Peu grave en général, il ne faut pas négliger la gale qui peut être le point de départ d'infections de la peau interminables et cruelles et servir de porte d'entrée à de redoutables microbes; il convient de la soupçonner pour toute démangeaison un peu vive, persistante, surtout si elle est ressentie la nuit.

Elle ne guérit pas toute seule; elle ne peut pas guérir si on ne la soigne pas puisqu'elle est causée par une petite bête qui vit et se multiplie sous la peau.

On a coutume de dire que la gale se guérit en deux heures à l'hôpital Saint-Louis, célèbre à Paris et dans le monde entier et qu'il suffit de faire une *frotte*.

En réalité, le traitement est parfois très laborieux ; il exige une minutie attentive.

On doit dépister tous les galeux qui vivent en voisinage.

Le traitement à Saint-Louis consiste d'abord à attendrir la peau par un grand bain à la température de 35 degrés où l'on plonge le sujet après l'avoir enduit de savon noir depuis les pieds jusqu'au cou. Il est en effet assez rare de rencontrer des lésions sur la face. Qu'il y ait beaucoup ou peu de sillons le traitement est le même.

On profite du temps pendant lequel le malade trempe dans l'eau pour lui enlever tous ses vêtements, tous sans exception, et les désinfecter à l'étuve. Au sortir du bain, on enduit le malade, des pieds jusqu'au cou, avec une des pommades dont nous donnons les formules plus bas.

Mais tout le monde ne peut venir à Paris, pour se faire soigner, voici donc comment on fera, pour se guérir tout seul et chez soi, de la malencontreuse gale.

N'oublions pas que nous avons affaire à un animal capable de se déplacer; il convient donc non seulement de le détruire lui et ses œufs sur l'emplacement qu'il occupe, mais encore de lui enlever tout refuge lointain, de protéger la peau saine et de le pourchasser dans tout objet dont le galeux a pu se servir.

Ce n'est qu'à condition d'être extrêmement minutieux, il faut le répéter, que l'on peut espérer une guérison.

Le jour fixé pour le traitement, le malade changera de linge, changera ses draps et avant de se mettre au lit, après un bain savonneux, ou à défaut après un savonnage de tout le corps, il s'enduira d'une des pommades suivantes :

Pour les peaux délicates :

Baume du Pérou.   20 grammes.
Axonge.   60   —

(Pommade, usage externe).

Ou encore :

Naphtol bêta. . . . .   3 à 5 grammes.
Baume du Pérou   15   —
Styrax liquide fraîchement préparé.   20   —
Craie préparée.   20   —
Axonge ou vaseline.   40   —

(Pommade, usage externe) (DARIER).

Pour les gens économes, dont la peau est plus résistante, on se contentera de la classique pommade d'Helmerich :

Soufre sublimé . . . . 10 grammes.
Carbonate de potasse . 5 —
Eau distillée. . . . . . 5 —
Huile d'œillette . . . . 5 —
Axonge . . . . 35 —

(Pommade, usage externe).

Il faut frotter en savonnant, mais il est inutile de frotter avec la pommade, bien qu'il soit courant de rencontrer dans le public des gens qui prétendent qu'il est nécessaire de passer le malade « au papier de verre », préjugé dû à la confusion du nom de pommade d'Helmerich avec celui de papier-émeri.

Loin de frictionner, il faut passer la pommade en couche épaisse et doucement car on doit craindre d'accroître les écorchures de l'épiderme.

Le galeux ainsi pommadé mettra sa chemise et se couchera. Le lendemain au réveil, il recommencera l'opération : bain savonneux ou savonnage, et nouvelle couche de pommade. Il s'habillera par-dessus la pommade en mettant du linge et des vêtements propres. Le soir il fera encore une frotte et se couchera dans les draps changés.

Le deuxième jour au réveil, il se contentera d'un bain d'amidon car il est rare que les acares persistent à ce moment. Il convient seulement de calmer l'irritation de la peau et les bains d'amidon sont à peu près obligatoires pendant les huit jours qui suivent le traitement.

Il faudra profiter du temps où l'on appliquera la frotte pour faire désinfecter tous les vêtements, gants, cravates, pardessus, qui ont été portés.

Tout ce qui pourra être mis à la lessive, sera savonné, bouilli et lavé.

C'est un devoir d'honnêteté, si l'on s'adresse à un blanchisseur, que de l'avertir de la contamination des linges.

La meilleure désinfection est obtenue dans les étuves. Dans beaucoup de villes existe un service de désinfection, on devra y porter les objets d'habillement sinon on peut réaliser chez soi une très bonne désinfection.

On prend une malle ou une grande caisse bien jointée. On fixe à l'intérieur un certain nombre de baguettes sur lesquelles on mettra les vêtements à désinfecter comme sur un porte-manteau. Il est nécessaire que les vêtements soient séparés les uns des autres et non pas mis en tas. Ensuite, on met dans le fond de la malle des petits sachets de toile fine garnis d'une cuillerée à soupe d'une poudre blanche à odeur forte qu'on trouve chez les pharmaciens et droguistes sous le nom de : poudre de *trioxyméthylène* et qui dégage des vapeurs de formol.

Quand cette étuve improvisée est garnie, on ferme le couvercle. On doit coller des bandes de papier avec de la colle de pâte sur toutes les fissures possibles, car les vapeurs de formol sont très irritantes. Pour hâter le dégagement gazeux, on pose la caisse sur des briques chauffées au four. Après deux ou trois heures de séjour dans de telles conditions les objets sont désinfectés.

On obtient encore un résultat meilleur et plus facile, en suspendant les vêtements et couvertures dans une petite pièce bien close, quelque réduit comme il s'en trouve parfois dans les appartements. On les soumet aux vapeurs qui se dégagent de ces cônes désinfectants qui émettent des vapeurs de formol, dont le commerce est pourvu. On a recommandé à ceux qui se trouvaient loin de tout secours médical d'employer le *pétrolage*.

Ce traitement consiste à badigeonner le malade au pétrole, à l'habiller d'un maillot, caleçon, chemise, gants, bas, enduits de pétrole. Il devra se coucher ainsi accoutré et conserver cet enveloppement toute la nuit. On comprend qu'il faut faire attention au feu.

Gougerot donne la formule de la pommade suivante qui s'emploie, comme nous l'avons déjà dit, mais destinée aux nouveau-nés et aux jeunes enfants :

Oxyde de zinc	20 grammes
Talc, ...	20 —
Huile d'amande douce, ...	30 —
Soufre précipité et lavé	3 à 6 gr.
Sulfate de cuivre	0,50 à 1 gr.
Facultativement Baume du Pérou.	3 à 6 gr.

(Pommade usage externe).

On voit, parce que nous avons dit, que la gale n'est pas toujours une maladie vénérienne. Cette maladie comporte d'ailleurs plusieurs genres.

On connaît par exemple *la gale Norvégienne*, elle est due à un insecte de la même famille que l'acare mais plus petit que lui. Elle est particulièrement tenace. Elle sévissait surtout jadis en Norvège sur les lépreux. Aujourd'hui elle est fort rare, on en a signalé quelques cas en Europe.

Plusieurs savants, ont décrit des parasites de la famille des acares capables de donner des sortes de gales. De ce genre sont : la *gale des farines*; *la gale des ouvriers en vanille, la gale des épiciers* (grocer's itch) *la gale des planteurs de thé, la gale des cultivateurs belges*, etc...

On ne confondra pas avec certaines maladies

irritantes de la peau qui causent des démangeaisons et n'ont rien à voir avec la gale véritable,
telles sont les maladies improprement appelées :
gale des cimentiers, gale du goudron, etc., pas
plus qu'avec les piqûres du *rouget,* ce petit insecte
encore appelé *aoutat* ou scientifiquement *micro-
tombidium pusillum* qui vit ordinairement à la
campagne sur les taupes, les lièvres, les hérissons
et s'embusque dans les herbes et surtout les plans
de haricots au moment des saisons chaudes de
l'année.

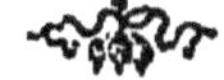

CHAPITRE V

L'Herpès

La plupart des malades qui se découvrent un bouton suspect sur le corps, sur les organes génitaux notamment, pensent à la syphilis mais veulent espérer jusqu'à la dernière minute que ce n'est pas elle. Presque tous cherchent à se convaincre qu'ils n'ont qu'un peu d'*herpès*.

L'*herpès* est une affection fort répandue, bien connue du public, tout au moins par ses symptômes mais encore parfaitement mystérieuse pour les médecins.

Pourquoi ne pas l'avouer? Nous ne savons pas encore la nature exacte de l'herpès pas plus que nous ne savons comment ni pourquoi il apparaît.

On trouve dans certains traités classiques, la description d'une sorte de constitution particulière à des sujets prédisposés et l'on parle d'*herpétisme* comme on parle d'*arthritisme*.

Dans l'état actuel de nos connaissances, il semble qu'il s'agisse d'une lésion superficielle de la peau et des muqueuses dans laquelle on trouve des pneumocoques, c'est-à-dire des microbes que l'on rencontre en général dans les pneumonies, certaines méningites, et d'autres états infectieux.

Mais ces pneumocoques, en pareille circonstance, ne nous apprennent rien et on ignore toujours la nature et la raison d'être de l'herpès.

Il est fréquent de le voir apparaître en des points que l'on dirait choisis, toujours les mêmes, sur les mêmes individus. On le voit survenir à la suite de fatigues, d'excès, d'écarts de régime, à l'occasion des périodes menstruelles (règles), d'une poussée de fièvre, etc...

En général, l'herpès naît spontanément et revient à des époques plus ou moins régulières.

Lorsqu'on va avoir une lésion d'herpès, on ressent une démangeaison et une impression très particulière, bien connue de ceux qui en sont atteints. On dirait que la peau se tend, se gonfle. Au point attaqué on voit s'accuser d'abord une rougeur qui bientôt se surmonte d'un ou plusieurs petits boutons à peau très fine, transparente, remplis de liquide. La *vésicule* est alors constituée. Il peut n'en venir qu'une seule, mais en général il y en a plusieurs qui restent isolées, ou au contraire s'unissent et forment une sorte de placard. Dans ce dernier cas, on dit qu'il s'agit d'herpès confluent.

La partie rouge sur laquelle la vésicule siège, est parfois résistante si on la presse doucement entre les doigts, mais elle n'a jamais cette consistance bien particulière du *chancre syphilitique* qui rappelle l'élasticité du parchemin, enfin, la vésicule laisse échapper un peu de liquide plus ou moins abondant, jaune citron. Comme le disait Leloir, « l'herpès pleure ». Souvent il se forme une croûte et le liquide peut ressembler à de petites gouttes de pus.

Si l'on enlève la croûte, il reste une petite tache rose suintante ou brunâtre. La lésion guérit sans laisser de traces.

Sur les muqueuses, au fond de la gorge notamment, ou sur les pourtours de la vulve de la femme, l'herpès forme souvent, après l'ouverture des vésicules, une fausse membrane, une sorte d'enduit ou plutôt une pellicule mince, blanchâtre, que l'on peut confondre avec de la diphtérie.

L'herpès dure de huit jours à deux semaines, à moins qu'un traitement médical ne l'irrite et ne prolonge sa durée.

En général, la lésion ne s'accompagne pas de

ganglions. Lorsque le cas se présente, c'est que l'écorchure de la peau a ouvert la porte à des microbes, qu'il s'est produit une infection surajoutée et alors l'accident est très douloureux.

On a signalé certaines poussées s'accompagnant de fièvre avec tous les symptômes de la grippe.

Mais on doit être bien convaincu que le diagnostic d'herpès n'enlève pas toute idée de syphilis. Il est très fréquent de voir coïncider l'herpès et la syphilis à tel point que certains auteurs affirment que les deux maladies sont voisines et presque de la même famille.

Souvent la vésicule d'herpès semble préparer les voies au microbe de la syphilis. Les médecins savent à quel point il est commun d'assister au développement d'un chancre induré (voir syphilis) sur l'endroit même où siégeaient, un mois auparavant, quelques vésicules d'herpès.

On ne connaît pas de traitement préventif. Les personnes qui en sont atteintes doivent s'observer, noter les causes qui semblent amener les poussées chez elles afin d'en tirer des indications utiles.

Actuellement, le traitement consiste à soigner la lésion en veillant à l'entretenir dans une grande propreté pour éviter l'aggravation du mal.

Dès le début, on arrive à arrêter l'évolution de la vésicule en touchant le point rouge avec de la teinture d'iode fraîche. Un seul attouchement suffit. Il ne faut pas exagérer car, on le sait, la teinture d'iode trop forte et surtout trop vieille, occasionne des brûlures.

Lorsque l'herpès est enflammé, douloureux, étalé sur une surface importante, il faut se mettre au lit et appliquer des pansements à l'eau bouillie froide ou un ouataplasme. Dans les cas graves, on obtient de bons résultats avec une application d'ambrine. L'ambrine, on le sait, est ce mélange de cire et de paraffine que l'on applique à chaud sur les brûlures. On trouve dans le commerce des bougies d'ambrine qui mettent ce remède à la portée de tout le monde.

On peut encore se contenter d'appliquer une bonne couche de pommade à l'oxyde de zinc.

```
Oxyde de zinc . . . . . . . . .   15 gr.
Talc . . . . . . . . . . . . .    15 —
Huile d'amande douce . . . .     15 —
Eau de chaux . . . . . . . . .    15 —
```

(Pommade, usage externe.)

S'il y a de la fièvre on donnera au malade de la quinine ou mieux des cachets d'antipyrine ou d'aspirine à la dose de 0 gr. 50 par cachet; deux à trois par jour.

Il faudra veiller à l'état du tube digestif. Le

régime lacté et même une purgation peuvent rendre les plus grands services.

> Sulfate de soude . . . . 40 gr.

Pour une purge à prendre en deux fois à quinze minutes d'intervalle.

Si l'herpès est très infecté et si surtout il dégage une mauvaise odeur, on emploiera les grands lavages et les pansements avec de l'eau oxygénée.

On peut encore soigner l'herpès étendu, lorsqu'il cause des démangeaisons, en faisant plusieurs fois par jour des lotions ou des bains locaux avec de l'eau très chaude dans laquelle on mettra 5 0/0 de sulfate de zinc, ou si l'on préfère, 5 0/0 de liqueur de Labarraque.

Un très bon remède, ce sont les lotions avec de l'eau bouillie dans laquelle on met infuser 20 à 30 grammes de feuilles de noyer pour un litre. Dans le même ordre d'idées, on peut recommander les décoctions de roses, de ratanhia, d'écorce de chêne, etc...

Ricord a donné la formule suivante, très efficace pour panser l'herpès :

> Vin aromatique. . . . . 100 gr.
> Tannin . . . . de 1 à 5 gr.

On met trois quarts d'eau bouillie dans cette formule et on l'applique ainsi en lotions et compresses.

Après quoi on doit bien sécher la peau, appliquer la pommade à l'oxyde de zinc, dont la formule vient d'être donnée, puis on poudrera abondamment avec de la bonne poudre d'amidon.

Il faut maintenir, par dessus le tout, des compresses stérilisées très fines et un pansement très léger.

Leloir recommande le remède suivant, en applications sur la rougeur bien connue des malades, au moyen de compresses renouvelées plusieurs fois dans la journée. Ce procédé permet bien des fois d'arrêter la poussée et d'empêcher l'apparition des vésicules.

Alcool à 90° . . . . 50 gr.
Résorcine . . . . 1 —

(Usage externe.)

Suivant les préférences, on peut remplacer la résorcine soit par 0 gr. 50 de thymol, soit encore par 1 gr. 50 de menthol.

Si l'herpès provoque de fortes démangeaisons, que rien ne peut calmer, nous recommanderons d'appliquer la pommade suivante :

Huile de foie de morue	. . . .	50 gr.
Gaïacol	. . . .	0,50
Menthol	. . . .	0,50
Camphre	. . . .	0,50
Oxyde de zinc	. . . .	20 gr.
Kaolin	. . . .	30 —

(Pommade usage externe.)

Si l'herpès est douloureux, notamment à la vulve et au vagin, on introduira dans la cavité un ovule à l'opium ou à la belladone.

Lorsque l'herpès est long à se cicatriser, ou s'il est suppurant, infecté, il faut aller voir le médecin pour qu'il fasse des applications au nitrate d'argent.

Les herpétiques, c'est-à-dire les personnes atteintes périodiquement d'herpès, devront consulter le médecin car il convient de modifier leur état général, c'est-à-dire, selon l'expression populaire, d'épurer leur sang.

Pour cela il faut accepter la nécessité de faire une cure dans une station thermale. Les plus indiqués sont : La Bourboule, Luchon, Uriage, Saint-Gervais, etc...

Les herpétiques ne craindront pas d'exagérer la propreté de la peau, ils devront bien se savonner et se laver après chaque rapport sexuel, mais ils éviteront les antiseptiques, trop irritants pour l'épiderme.

CHAPITRE VI

Végétations

Les végétations, encore appelées *crêtes de coq, choux-fleurs*, etc..., ou plus scientifiquement *condylomes acuminés* sont des lésions bien connues qui envahissent les organes génitaux des deux sexes sous la forme de menues excroissances réunies en bouquets, ou quelquefois isolées, plus ou moins grosses. On dirait des sortes de verrues molles et les dénominations vulgaires qu'on leur donne dans le public valent les meilleures descriptions.

On tend à admettre qu'elles sont dues à un microbe spécial. Elles paraissent contagieuses.

Tout malade atteint de végétations génitales doit aller voir son médecin, car il y a là un indice fréquent de maladie plus grave. Il n'est pas rare de se tromper et de prendre pour des crêtes de coq des lésions syphilitiques spéciales que l'on appelle *syphilides végétantes*.

Chez les femmes, notamment, il faut soupçonner la blennorragie qui, certainement, prédispose aux végétations.

Le traitement est relativement simple. Le meilleur de tous est une petite opération sans danger.

D'un coup de ciseaux, ou avec un fil serré à la base du *pedicule*, on enlève la végétation en ayant soin de la détruire jusque dans sa racine sinon elle repousserait.

On préfère, en général, les enlever au *galvanocautère*.

Gougerot indique de laver l'excroissance, de badigeonner à la cocaïne au besoin et de poudrer tous les jours avec la poudre suivante :

Résorcine . . . . 25 gr.
Poudre de gomme. . . . . 5 —

(Usage externe.)

Après quoi on met un pansement sec et on recommence tous les jours jusqu'à guérison.

D'autre préfèrent les cautérisations avec l'air chaud ou encore avec l'une des substances caustiques connues, par exemple : le formol liquide pur du commerce, l'acide nitrique fumant, l'acide chromique, le chlorure de zinc, l'acide orthophénolsulfurique, le nitrate acide de mercure, etc...

Si la maladie persiste on pourra demander une intervention efficace aux rayons X.

Le traitement n'est pas très difficile, mais il exige cependant une certaine expérience et beaucoup d'attention. Il convient, en effet, de ne détruire que la végétation elle-même sans brûler la peau saine avoisinante et détruire la racine.

Chez l'homme la chose est aisée.

Chez la femme au contraire, il peut être extrêmement difficile d'atteindre les végétations génitales d'une façon assez radicale pour les supprimer d'emblée, lorsqu'elles se développent sur l'orifice du vagin ou sur l'anus. Dans ces régions délicates il faut une grande habileté pour ne pas endommager le pourtour du point où la lésion s'est implantée.

Rappelons que le nitrate acide de mercure, très énergique, est aussi un toxique et qu'on ne doit point l'employer sur une surface quelque peu étendue.

CHAPITRE VII

Chancre mou

Le *chancre mou*, ou *chancre simple*, qu'on appelle aussi *chancrelle*, est une lésion locale des organes génitaux consistant en ulcérations, ordinairement nombreuses, qui ont tendance à s'étaler et à se réunir.

Cette maladie semble aujourd'hui beaucoup plus rare que jadis car elle dépend surtout du manque d'hygiène et de propreté.

Le chancre mou est dû à un microbe spécial : le *bacille de Ducrey-Unna*.

On trouve ce bacille dans l'épaisseur des tissus qui bordent l'ulcération et dans le pus qui en découle.

On l'isole facilement et on le cultive. On peut l'inoculer au singe.

Vu au microscope, il est assez gros. On le rencontre parfois isolé mais généralement groupé avec plusieurs de ses congénères, alignés les uns derrière les autres, donnant l'aspect de petits chapelets.

Il ne ressemble pas au bacille de la tuberculose.

Il existe différents procédés de laboratoire qui permettent de différencier les microbes. La plus communément employée est la méthode de Gram.

Elle consiste à colorer les microbes avec une solution colorante spéciale. Après quoi, on les lave à l'alcool.

Les microbes qui, comme on dit « prennent le gram » restent colorés après ce lavage.

Ceux qui « ne prennent pas le gram » sont complètement décolorés par l'alcool.

Le bacille de la tuberculose, indépendamment de sa forme spéciale, prend le gram, alors que la bacille de Ducrey ne prend pas le gram.

La transmission est presque toujours due à une contagion directe au cours de rapports sexuels. Un même sujet peut s'inoculer lui-même, de proche en proche, indéfiniment.

Bien que siégeant, répétons-le, sur les organes génitaux ou à leur pourtour, on peut observer des chancres mous ailleurs, par exemple auprès des lèvres, à la figure ou au bout des doigts.

La lésion typique du chancre simple est une ulcération ronde ou ovalaire à bords rougeâtres, taillés à pic. Souvent le pourtour semble décollé et comme enroulé sur lui-même. Le fond est grisâtre, irrégulier, déchiqueté, il suppure abondamment et on trouve dans le pus le bacille. Si on saisit en masse, entre les doigts, la peau qui entoure le chancre, et si l'on exerce une certaine pression, on s'aperçoit que la base est souple et douloureuse à la pression. Ce signe est important à retenir. Nous verrons plus loin que le chancre syphilitique n'est pas douloureux et donne l'impression, dans un examen semblable, d'une peau parcheminée.

Le chancre mou est une maladie vénérienne le plus souvent bénigne mais il faut savoir pourtant qu'en certains cas il est très tenace et que, même bien soigné, il persiste fort longtemps.

C'est une ulcération de la peau, donc c'est une porte d'entrée à d'autres infections. Suivant l'endroit qu'il occupe et le microbe étranger, il peut, comme les chancres syphilitiques, causer des gonflements et même servir de point de départ à de l'inflammation des veines, c'est-à-dire à des phlébites.

Comme toutes les ulcérations, le chancre mou provoque une réaction sur les ganglions lymphatiques voisins. Cependant il est à noter que cette réaction, pour lui, est particulièrement intense. Il produit de véritables bubons qui sont des glandes. Les bubons chancrelleux occupent la région de l'aine quand le chancre est sur la verge ou sur les lèvres de la vulve. Ils sont volumineux, durs, douloureux, et ont tendance à se transformer en abcès. Ce sont ces bubons-là que dans le public on appelle des *poulains*.

L'ulcération, causée par le bacille de Ducrey-Unna, expose aussi au *phagédénisme*.

On appelle *phagédénisme* une sorte de gangrène qui détruit les tissus de proche en proche, s'étendant comme une tache d'huile et envahissant en surface comme en profondeur.

Ce déplorable accident ronge les chairs, parfois sur des territoires considérables. On a vu des organes génitaux masculins tomber en pourriture, morceau par morceau.

C'est ce chancre phagédénique qui a créé dans l'esprit du public une confusion au détriment de la syphilis. C'est lui et non pas elle qui peut provoquer la perte de cet appendice dont le sexe masculin se montre orgueilleux.

L'apparition du chancre simple est assez rapide; elle suit de quelques jours la contagion au cours d'un coït suspect.

Une fois guéri, il ne laisse aucune trace dans

l'organisme, il n'attaque pas le sang. Son passage n'est marqué que par sa cicatrice et encore, si le chancre a évolué sans phagédénisme, est-elle à peine perceptible. D'ordinaire elle apparaît comme une simple tache brune.

Le chancre mou n'entraîne donc aucune infection généralisée du fait de son action isolée. Malheureusement il est souvent associé à la syphilis et même aussi à la blennorragie.

On rencontre de pauvres malades qui présentent la collection complète des symptômes des trois principales maladies vénériennes : chancre mou, blennorragie, syphilis, et même aussi parfois la gale. Ce sont d'eux que les médecins de nos pères disaient qu'ils avaient attrapé : « Quinte, Quatorze et le point ».

Pour se rendre compte des délabrements qui peuvent être causés par le chancre mou, je citerai les lignes suivantes extraites de l'ouvrage remarquable: *Syphilis et Blennorragie* du Dr F.-P. Guiard :

— « J'ai eu l'occasion de suivre, à l'hôpital du
« Midi un cas dans lequel le malade, en recevant
« son exéat n'avait plus à l'endroit du pénis, au-
« dessus des bourses, qu'un entonnoir, au fond
« duquel se voyait le nouvel orifice urétral. Quel-
« ques mois plus tard, il reparaissait avec une
« blennorragie récente. Comme je lui manifestais

« ma surprise, il me fit observer que, s'il n'avait
« pas au repos, le moindre semblant de pénis, il
« était encore pourvu, lorsqu'il entrait en érection,
« d'un petit moignon saillant. Et il ne lui en avait
« pas fallu davantage pour contracter une autre
« maladie vénérienne! »

Le traitement sera énergique. On a proposé logiquement de tailler au bistouri dans la peau saine et d'enlever le chancre en bloc. Si ce procédé paraît un peu radical, bien que fort logique, et qu'il soit permis d'hésiter à l'appliquer, il n'en est pas de même pour le bubon. Le bubon chancrelleux doit être extirpé par le chirurgien. L'indication aujourd'hui est formelle; on ne doit pas attendre qu'il suppure.

On peut soigner le chancre lui-même au moyen de bains locaux avec de l'eau bouillie aussi chaude que possible et un antiseptique quelconque. Ensuite on essuie avec un tampon d'ouate hydrophile bien propre et on met de la poudre d'iodoforme ou de la poudre de Lucas-Championnière. Je conseille en général, la poudre suivante :

<pre>
Aristol. . . . .   3 à 5 grammes.
Sous-nitrate de bismuth. 3 à 5   —
</pre>

(Usage externe).

Faire une poudre fine.

D'autres recommandent des attouchements avec une solution de chlorure de zinc au dixième.

Si l'on a eu l'imprudence de laisser l'abcès se former, on doit être prévenu qu'il peut être long à guérir, et que, sur les lèvres de la plaie, il n'est pas impossible de voir se développer d'autres chancres mous.

Si, par pusillanimité, on s'est refusé à l'extirpation chirurgicale du bubon, il faut laisser le médecin inciser l'abcès très largement. Après quoi, tous les jours qui suivront, la poche qui contenait le pus sera fouillée, frottée, avec une pince à chirurgie, entourée d'une compresse stérilisée imbibée de teinture d'iode ou d'une solution de chlorure de zinc au dixième.

Évidemment, la sensation n'est pas très agréable, mais on doit s'y résigner, car le seul espoir, d'obtenir une guérison rapide et d'éviter l'ensemencement nouveau de bacilles de Ducrey-Unna, est à ce prix.

Les personnes appelées à soigner des chancres mous, que ce soit le malade lui-même ou quelqu'un de l'entourage, doivent éviter avec la plus grande précaution de toucher le mal avec les doigts nus, sous peine d'attraper la maladie.

Les affections surajoutées seront soignées à part.

CHAPITRE VIII

Blennorragie

La *blennorragie* ou *chaude-pisse* a été signalée
de toute antiquité et dans toutes les nations qui
nous ont laissé des œuvres écrites. Elle a suscité
les traitements les plus bizarres, les explications
les plus fantaisistes. Dans le nombre, certaines
idées logiques sont parvenues jusqu'à nous et sont
encore d'application courante. C'est ainsi qu'on
trouve indiqués les bains de siège, les purges. Jean
de Gaddesten, d'Oxford, inventa au xiie siècle le
suspensoir.

L'école de Salerne recommandait d'uriner sitôt
après le coït, et toujours à peu près à la même
époque, on trouve préconisés les lavages à l'eau
ou à l'eau vinaigrée après chaque rapport suspect.

Vigo, au xvie siècle, fut le premier à reconnaître que la blennorragie et la syphilis étaient deux maladies différentes, mais il faut arriver à Bell, en 1793, pour que cette différence soit affirmée et acceptée par les médecins.

Les admirables travaux de Ricord en 1831, vinrent classer pour toujours la blennorragie d'une part, et la syphilis d'autre part.

Ce grand maître démontra, par des inoculations directes, que la syphilis provenait d'un chancre et il classa les accidents consécutifs selon l'ordre, toujours accepté aujourd'hui, qui reconnaît, nous le verrons, des accidents primaires, secondaires, et tertiaires.

En 1879 Neisser, à Breslau, en Prusse, découvrit le microbe qui causait la blennorragie et il lui donna le nom de *gonocoque*.

A la suite de cette découverte considérable, les traitements ont évolué à grands pas et les progrès sont tels qu'aujourd'hui il est tout à fait exceptionnel que l'on ne parvienne pas à guérir un écoulement, quelle que soit son ancienneté. Le temps n'est plus où le malheureux, qui avait une goutte militaire, était condamné à la garder pendant toute sa vie, mais évidemment faut-il encore que l'on consente à se soigner correctement et qu'on y mette la docilité et la persévérance nécessaires.

J'estime que j'aurai rendu à mon lecteur un très

grand service si je parviens à le convaincre de cette vérité si méconnue et pourtant si simple qu'on la croirait sortie de la bouche de Monsieur de la Palisse : — *Quand on est malade, il faut aller voir son médecin!*

Peu de maladies, autant que les maladies vénériennes ont le privilège d'attirer les gens chez les pharmaciens, les médecins de pissotières et les charlatans de tout genre. Pourquoi? Je ne me charge pas de l'expliquer, je constate simplement un fait.

C'est peut-être parce que la victime éprouve une certaine honte et qu'elle craint les remontrances paternelles d'un médecin; ce qui est assez sot, il faut l'avouer. Pour la blennorragie, en particulier, je crois que cela tient plutôt à ce qu'elle est réputée comme un mal galant, une blessure de Cupidon, un bobo un peu ridicule, un peu gênant, mais dont il n'y a pas à s'alarmer car enfin, comme le proclame ce stupide dicton populaire : « Tout le monde l'a eue, l'a, ou l'aura ».

Jamais opinion ne fut plus fausse.

La blennorragie est une infection spéciale de la muqueuse des organes génitaux par le gonocoque. Elle se manifeste par un écoulement purulent plus ou moins abondant, une sorte de suintement continu, spontané, qui s'épanche sans effort par les orifices sexuels.

Avant de décrire la maladie et ses effets, il convient de démasquer l'ennemi.

Depuis qu'on le connaît, ce gonocoque, on l'a retrouvé embusqué à l'origine de nombreuses infections; dont on ne soupçonnait pas, jadis, la parenté. Aujourd'hui, la blennorragie et les accidents blennorragiques ont été partout découverts et tout accident dans lequel on rencontre le gonocoque est un accident blennorragique aussi bien chez l'homme que chez la femme et les enfants des deux sexes.

Le gonocoque se trouve dans le pus ou les sécrétions. On le reconnaît par des examens au microscope. Le médecin sait prélever avec une aiguille de platine une parcelle de pus et l'étaler en couche mince sur une lame de verre.

Il colore la préparation après l'avoir séchée et fixée par un passage rapide dans la flamme d'une lampe à alcool ou d'un bec Bunsen. Il se sert d'un colorant spécial, généralement une solution de bleu de méthylène ou du violet de gentiane. Lorsqu'on met l'œil à l'oculaire du microscope on voit les gonocoques sous la forme de deux petits haricots flageolets accouplés par paire et se regardant par leur partie creuse, si bien que, dans l'ensemble, ils ont la configuration d'un grain de café dont la rainure médiane serait transparente. Comme on dit en médecine, ce microbe fait partie du groupe des *diplocoques*.

Les gonocoques sont rarement isolés, ils sont en général réunis en petits amas à peu près circulaires.

Fait caractéristique : on les voit, avec la plus grande netteté, groupés dans certains éléments du sang que l'on appelle des *leucocytes polynucléaires*, qui sont une variété de globules blancs.

Le gonocoque ne prend pas le gram (voir : *chancre mou.)*

Il est assez difficile de les cultiver, mais on y parvient.

Nous examinerons successivement la blennorragie aiguë, c'est-à-dire à sa période de début, lorsqu'elle évolue avec violence. Nous l'étudierons chez l'homme, puis chez la femme, puis chez les enfants. Après quoi nous étudierons la blennorragie chronique c'est-à-dire celle qui persiste, qui traîne si longtemps chez les hommes, puis chez les femmes. Enfin, les innombrables complications et les suites.

Blennorragie chez l'homme. — La blennorragie aiguë comporte une période de début, une période d'état, et une période de déclin.

Les premiers signes d'apparition ne se produisent pas tout de suite après le coït. Lorsque c'est la première fois que l'on est atteint, ils se manifestent, en général, de cinq à huit jours après le contage. S'il s'agit d'une deuxième ou de plusieurs atteintes, le début ne dépasse ordinairement pas trois jours.

Comme dans toutes les maladies infectieuses à évolution normalement violente, il est à souhaiter que cette période d'invasion soit courte. On a remarqué, en effet, que plus ce début a été rapide plus la guérison est prompte.

Méfiez-vous des formes traînantes, longues à s'établir, peu douloureuses.

Chez l'homme, les premiers signes sont à peine marqués. C'est seulement une sorte de chatouillement très supportable, une gêne dans tout le canal urinaire et principalement à l'extrémité, vers le gland. Cette sensation a été comparée à celle d'une mouche qui gratterait la muqueuse.

Au plus tard, deux jours après, les symptômes s'accentuent. Les deux bords du méat rougissent et sont collés par un liquide filant, clair.

Très rapidement, au passage des urines, le chatouillement du début se change en une sensation de cuisson douloureuse ; le liquide filant devient plus abondant et prend une couleur blanchâtre.

Vers le quatrième ou cinquième jour, la maladie entre dans sa période d'état.

Dans bien des cas, la verge n'est pas modifiée mais le méat laisse couler un pus gris, jaunâtre. Dans d'autres circonstances, le gland se gonfle et devient rouge violacé. Lorsque l'infection est très intense, le prépuce enfle parfois d'une manière considérable, au point de masquer le gland et de cacher l'orifice du pus.

A ce stade, surtout lorsqu'il s'agit d'un malade atteint pour la première fois, l'examen de la chemise démontre la chaudepisse. Lorsque le linge est couvert de taches jaunes ou vertes, sur une étendue plus ou moins grande, quelquefois entremêlées des taches de sang, il n'y a pas à hésiter : on se trouve en présence d'une blennorragie.

D'ailleurs le malade accuse lui-même d'autres symptômes typiques. Lorsqu'il urine, le jet sort réduit en provoquant une cuisson violente, une véritable brûlure ou même quelquefois une sensation de déchirement intolérable.

L'intensité de la douleur ne prouve pas que la maladie soit très prononcée.

L'urine, surtout les premières gouttes, prend une couleur laiteuse.

Presque toujours le sujet a des érections, la nuit principalement. En pareil cas, la souffrance est encore plus pénible, au point qu'elle interrompt le sommeil et oblige souvent le malade à se lever, à chercher le calme en trempant sa verge dans l'eau froide ou en l'appuyant sur un corps froid, comme le marbre d'un lavabo, la vitre d'une fenêtre, etc... Si par hasard le sperme vient à sortir il s'écoule sans force et avec douleur.

Dans certains cas très pénibles l'urètre enflammé durcit, perd toute souplesse et ne suit pas l'extension de la verge au moment de l'érection. Le membre viril prend alors une forme courbée comme si une corde retenait l'extrémité du gland, c'est là ce qu'on appelle la *chaudepisse cordée*. La souffrance qui en résulte peut être tellement vive, que l'on voit des malades placer leur pénis sur une table et le frapper d'un violent coup de poing « pour rompre la corde ». Le soulagement est immédiat, mais on ne saurait trop condamner une pareille pratique car, presque toujours, il en résulte de graves complications, des hémorragies, un rétrécissement cicatriciel et même de la gangrène.

Chez presque tous les malades, la blennorragie au début reste une maladie locale, sans retentissement sur l'organisme. Cependant, certains sujets nerveux peuvent faire de la fièvre et perdre l'appétit. On a rapporté quelques cas, heureusement fort rares, où l'infection s'était généralisée, avait entraîné de graves maladies et la mort en peu de temps.

Cet état violent que nous venons de décrire reste à peu près identique pendant deux semaines environ.

Si la maladie est bien soignée on voit disparaître la douleur, diminuer le nombre des érections et le pus devenir plus coulant, plus clair, moins jaune, pour se transformer enfin en une viscosité opaline et filante.

On ne saurait fixer la durée d'une blennorragie. L'expérience prouve cependant qu'avec un bon traitement la guérison intervient avant six semaines. On voit des malades guéris en un mois, tandis que d'autres, des arthritiques et surtout des gens sans raison qui ont fait des écarts de régime, traînent leur écoulement pendant deux, trois mois et même plus.

Il est très important d'être fixé sur la guérison réelle de la maladie car les gens qui sont atteints de chaudepisse chronique sont presque toujours des sujets qui se croyaient guéris, ne l'étaient pas en réalité, ont cessé trop tôt le traitement et ont vu reparaître une nouvelle poussée.

« Que de malades » dit le docteur A. Renault, « se figurent complètement libérés, parce qu'ils

« n'éprouvent plus aucune gêne tant à la miction
« qu'aux érections, que le devant de leur chemise
« reste immaculé et qu'ils n'aperçoivent plus la
« moindre goutte émergeant de leur canal ! Grave
« erreur, capable d'entraîner des conséquences
« fatales, s'il s'agit surtout d'un candidat au ma-
« riage. »

Pour affirmer la guérison complète il faut examiner le malade, le matin au réveil, car c'est surtout la nuit que l'écoulement persiste. Il faut que
lorsqu'on se lève, avant d'avoir uriné, les bords du
méat et de l'ouverture du canal soient bien nets.
Ils ne doivent pas être collés ni présenter de suintement. Ce n'est pas tout; on doit presser avec
l'index sur tout le long du canal en partant du bord
antérieur de l'anus, en remontant jusqu'à la racine
de la verge, puis, en continuant, comme si l'on
voulait traire le pénis, en glissant jusqu'à l'extrémité. Il faut avoir soin d'écarter le prépuce et bien
regarder si aucune goutte, aucun suintement ne
sont amenés par cette expression.

Enfin, pour plus de sûreté, quand on est certain
qu'il n'est venu aucune goutte, pas même une
goutte claire et transparente, il faut terminer
l'examen par *l'épreuve de trois verres*.

On doit prendre trois verres propres et recueillir
en urinant dans le premier verre, le premier jet,

dans un deuxième, l'urine du milieu, et la fin dans le troisième. On laisse déposer l'urine environ dix minutes, puis, avec une cuillère, ou mieux avec une baguette de verre, on remue le contenu de chaque verre pour observer principalement le premier et le troisième.

Chez un individu qui n'est pas malade, il est fréquent d'observer dans ces conditions un certain nombre de petits filaments très fins, transparents, nageant au milieu du liquide.

Chez un malade qui a encore un reste de blennorragie, on aperçoit, en dehors de l'absence de tout autre symptôme, quelques gros filaments blanchâtres, lourds, semblables à des fragments de fils de macaroni et retombant presque tout de suite au fond du verre.

On ne saurait se considérer comme guéri d'une blennorragie, si l'on est honnête homme et si l'on désire se marier tant qu'on n'aura pas été consulter un médecin. D'abord, tant que les filaments en question persistent, il suffit du moindre excès et du moindre rapport avec une femme un peu douteuse pour être repris d'une abondante blennorragie. Si l'on a des rapports avec une femme honnête, une jeune fille au soir de son mariage et si l'on a soin de ne pas abuser du coït, on peut ne pas voir reparaître la maladie, mais on risque fort de transmettre ses gonocoques, et l'on verra plus loin, quand nous parlerons de la blennorragie chez la femme, que ce cadeau est terriblement dangereux et peut même souvent ressembler à un meurtre véritable, puisqu'il peut en résulter la mort de la femme. Ce crime ne peut s'excuser que par l'ignorance de l'homme.

La blennorragie, pour l'homme, est une source de complications parfois très graves et elle est d'autant plus redoutable qu'elle atteint un sujet dont la santé est déjà chancelante.

Il n'est pas aussi facile qu'on peut le croire de reconnaître une blennorragie aiguë. Le médecin sait qu'il existe d'autres maladies capables de prêter à confusion.

Si le sujet a le gland découvert il est aisé de voir si le pus provient de l'urètre, mais lorsque le prépuce est gonflé, lorsqu'il y a, comme on dit, du *phimosis*, on est quelquefois très embarrassé pour dire si le pus vient de l'urètre ou s'il est le résultat d'une simple inflammation du prépuce, (ce qu'on appelle une *balanite*), ou d'une plaque d'herpès, d'un chancre mou, de végétations ou d'un chancre syphilitique cachés sous le prépuce. Si le pus provient de l'urètre on sent sous le doigt le canal durci et les érections sont douloureuses; mais il y a là des difficultés qui ne peuvent être surmontées que par un médecin expérimenté. De toutes manières, il est prudent de demander un examen microscopique du pus, car, même si l'écoulement provient nettement de l'urètre, il n'est pas toujours possible d'affirmer qu'il s'agit d'une chaude-pisse.

On sait aujourd'hui que nombre d'écoulements ne dépendent pas du gonocoque et ce sont eux qu'on appelle en médecine des urétrites non gonococciques.

Dans cette catégorie, signalons des écoulements produits par d'autres microbes que les gonocoques, introduits par divers moyens comme, par exemple: l'irritation de la muqueuse de l'urètre meurtrie par un instrument sale ou par l'introduction d'objets comme des porte-plumes, des aiguilles à tricoter que certains dégénérés se permettent pour rechercher des sensations spéciales; citons encore des écoulements provoqués par des injections trop fortes, trop prolongées ou trop fréquentes ainsi que certaines personnes en prennent l'habitude par peur de la blennorragie. Chez les buveurs de bière, ou bien à la suite d'excès de coït, ou encore après l'absorption de certains médicaments comme l'iodure de potassium, la cantharide, l'arsenic, on observe parfois des urétrites qui n'ont aucun rapport avec le gonocoque.

Du même genre sont des écoulements que l'on voit survenir au cours des maladies infectieuses à longue évolution telles que le rhumatisme, la tuberculose, la syphilis ou encore des maladies aiguës comme la fièvre typhoïde, les oreillons, etc...

Quelle que soit la cause de l'urétrite, elle n'a jamais des symptômes aussi violents que la blennorragie, en outre le début est à peu près immédiat ; on compte un jour ou deux au plus après l'accident initial.

Il ne faudrait pas croire que les urétrites non gonococciques soient sans importance. Si quelques-unes guérissent en peu de jours, la plupart sont d'une persistance désespérante. Il est vrai que bien souvent elles ont lieu chez des malades ayant souffert jadis d'une blennorragie.

Il est d'autres infections qui, en dehors de l'inflammation du canal de l'urètre, peuvent engendrer des écoulements, ce sont : l'herpès, le chancre mou, le chancre syphilitique et enfin des abcès plus ou moins éloignés, situés dans le ventre, près des reins même, venant à se vider par le canal de l'urètre.

Tout ceci prouve, nous l'espérons du moins, qu'il n'est pas donné au premier venu de déclarer en présence d'un écoulement de la verge, qu'il s'agit ou non d'une blennorragie.

Traitement abortif. — La première chose que le malade peut demander c'est de savoir s'il est possible d'arrêter une blennorragie dès son apparition.

On l'a tenté; il y a quelques cas de succès, mais le plus souvent la tentative échoue. Il faudrait pour espérer réussir que le malade consente à aller consulter le médecin dès les débuts de la maladie. Or, il est bien rare qu'il le fasse avant que le pus ne soit formé.

Si l'on se trouve devant un sujet qui est encore à la période du suintement indolore, on peut essayer des injections avec du protargol à 4 0/0 ou du permanganate de potasse à 0,50 centigrammes 0/0. Le liquide doit être introduit avec une seringue, doucement et gardé dix à quinze minutes. J'ai obtenu d'excellents résultats en poussant une sonde molle en caoutchouc jusqu'à l'entrée de la prostate et en injectant doucement de la glycérine iodée. Le traitement classique, malgré ses inconvénients et ses détracteurs est encore celui qui donne les meilleurs succès.

Traitement. — Il faut tout d'abord convaincre le malade de ne pas chercher à interrompre l'écoulement au début.

Il boira à ses repas, en dehors de ses repas, et

aussi souvent qu'il pourra afin d'uriner beaucoup, de la tisane de queues de cerises et de chiendent, ou mieux de la tisane de graines de lin.

La tisane de graines de lin se prépare en mettant une cuillerée à bouche de graines dans un linge en toile fine que l'on replie et qu'on attache avec un fil pour en faire un petit sachet; on plonge dans un litre d'eau que l'on met bouillir pendant dix minutes environ, puis on passe à travers un linge. La tisane sera coupée avec moitié de lait et au besoin sucrée.

Le thé, le café, le vin, le cidre, le poiré, la bière, les liqueurs, l'eau-de-vie, sont absolument défendus.

Matin et soir on trempera la verge dans un pot de confiture rempli d'eau bouillie aussi chaude qu'on peut la supporter, ce bain doit durer au moins un quart d'heure.

Tous les jours, ou au moins tous les deux jours, il faut prendre un grand bain de longue durée à la température normale qui est de 33°, à défaut on prendra un bain de siège qu'il est toujours facile d'improviser dans un baquet.

Le régime alimentaire sera celui de tous les jours. On devra cependant éviter tout ce qui est épice et acide, donc pas de piments, ni de poivre, pas de salades vinaigrées, pas de vinaigrettes.

Les asperges sont interdites. Jadis on défendait les oranges et les citrons, on les autorise aujourd'hui car leur acidité disparaît dans l'estomac.

Nous verrons tout à l'heure qu'une des complications les plus à craindre et cependant si fréquente c'est l'*orchite*. Pour l'éviter, il est indispensable de porter un suspensoir ajusté soutenant bien les testicules. Il faut s'abstenir de toute fatigue, longues marches, gymnastique, bicyclette, danses, escrime, équitation et, par dessus tout, fuir l'excitation sexuelle.

Ce régime et ces soins seront continués pendant quinze jours ou trois semaines, tant que l'écoulement est abondant, épais et que l'émission des urines et les érections restent douloureuses.

Pour calmer les érections, il faut baigner la verge dans l'eau froide ou prendre toutes les heures une des pilules suivantes jusqu'à dix dans la journée :

Bromure de camphre .	0,10	centigrammes
Poudre de cannabis . .	0,05	—
Camphre	0,10	—
Poudre de datura . . .	0,05	—

Pour une pillule n° 40.

Il faut attendre le moment où le pus est devenu liquide et où la douleur est remplacée par une sensation de chaleur très tolérable, pour tenter de supprimer l'écoulement au moyen de remèdes spéciaux qui ont pour effet de tarir la blennorragie.

On remarquera que dans ce traitement je n'ai pas indiqué de lavages avec une solution quelconque c'est que, la plupart du temps, ils sont plus dangereux qu'utiles et qu'ils ont causé plus de complications que de guérisons parce qu'ils sont toujours mal faits.

On pourrait conseiller des lavages s'ils étaient faits par le médecin, mais dans la blennorragie dans sa période aiguë, j'estime qu'il faut fuir les lavages, les injections et qu'on doit les réserver pour la fin de la maladie, alors qu'il est nécessaire d'en terminer.

Disons tout de suite que si, au bout de trois semaines après le début, on peut supprimer les bains locaux et la tisane, il faut continuer pendant toute la durée de la blennorragie, et même par prudence, quinze jours à trois semaines après la guérison complète, le régime que j'ai indiqué : le repos, l'abstinence d'alcool, de vins, de café avec des bains de tout le corps au moins tous les trois jours. On remplacera la tisane par du lait ou de l'eau.

Pour rendre le jet d'urine moins douloureux, on

fera bien de mettre dans chaque tasse de boisson, dès le premier jour du traitement, une pincée de bicarbonate de soude.

Nous parlerons tout à l'heure des traitements nouveaux dont quelques-uns sont à recommander, surtout ceux qui s'ajoutent au traitement classique.

Lorsqu'on veut supprimer l'écoulement l'expérience a prouvé la valeur des balsamiques dont les plus célèbres sont le mélange de copahu et de cubèbe généralement préparé sous forme de pâte molle, et surtout l'essence de santal.

L'*opiat* n'est autre qu'un mélange de *copahu* et de *cubèbe* dont on fait de grosses pillules du volume d'une petite noisette que l'on appelle des *bols*. On les donne au malade roulés dans du sucre en poudre ou enveloppés dans une feuille de pain à chanter.

Le professeur Fournier indique la formule suivante :

Cubèbe en poudre.	10 gr.
Copahu	3 —
Sirop de goudron.	Q. S.

à prendre dans la journée en trois ou six bols, selon la préférence du malade, en trois prises, une au début de chaque repas.

Les bols sont assez gros et les malades répugnent souvent à les avaler.

Aujourd'hui on tend à préférer les capsules de santal qui sont aussi efficaces et s'avalent beaucoup plus facilement.

Il est nécessaire de se servir d'une essence de santal purifiée avec soin. C'est pourquoi je recommande l'usage de l'Arhéol qui est du santal très pur. L'Arhéol est généralement très bien supporté et donne rarement des accidents. Ce n'est pas comme l'opiat auquel on doit souvent de cruelles douleurs d'estomac, des vomissements, des coliques, du dérangement de corps et des éruptions sur la peau.

Il faut prendre par jour de six à neuf capsules d'Arhéol en trois prises, avant les repas, et cela jusqu'à guérison complète, certifiée par l'examen du médecin.

Ce n'est que lorsque l'urètre semble sec que l'on peut se permettre un peu de vin coupé d'eau, de café ou de thé. Il faut attendre deux mois après la disparition de tout suintement pour reprendre des rapport sexuels qui devront être prudents et pratiqués sans excès.

Il existe d'autres remèdes plus modernes qui ont aussi fait leurs preuves, ce sont : le *bleu de méthylène*, *l'urométine* et le *gamir*.

Le *bleu de méthylène* dont l'action antiseptique

apparaît journellement de plus en plus grande, est une substance chimique, colorante, inoffensive pour l'organisme, qui a d'abord été employée dans les laboratoires pour colorer les préparations à examiner au microscope. On a reconnu que le gonocoque se laissait teinter fortement par le bleu de méthylène. D'autre part, lorsqu'on fait avaler cette substance, on remarque que les urines prennent bientôt une nuance bleue, verte, parfois très intense ; de là, l'idée ingénieuse de détruire les gonocoques en les colorant par un jet d'urine lavant la muqueuse de l'urètre. La pratique a montré la valeur de cette conception, aussi prescrit-on aujourd'hui aux blennorragiques, à la période favorable à laquelle nous avons dit qu'on pouvait donner le santal, des pillules de 0,10 à 0,20 centigrammes de bleu de méthylène à prendre en trois fois, une ou deux avant chaque repas, ce qui fait une dose de 0,30 à 0,60 centigrammes dans la journée. Le malade ne doit pas s'effrayer si l'urine qu'il rend ressemble à une eau azurée et si sa peau se colore légèrement.

L'urométine est encore un remède nouveau qui est considéré actuellement comme un des meilleurs antiseptiques internes connus car il se décompose dans l'organisme et s'élimine par les reins en produisant du formol. Il se vend dans le commerce sous forme de comprimés dosés à 0,50 centigrammes chacun. Le malade devra en prendre un toutes les deux heures jusqu'à guérison complète, en accompagnant chaque comprimé d'un verre d'eau.

Le *gamir* répond aux deux indications principales des traitements précédents. Ce remède est présenté sous forme de dragées dont il faut avaler une ou deux chaque fois et toutes les deux heures pour commencer, puis bientôt toutes les heures.

C'est une plante provenant d'Arabie qui colore les urines en rouge et quelquefois en rouge très vif, au point que ceux qui s'en servent doivent être prévenus car ils croiraient uriner du sang.

Cette diversité de remèdes prouve, une fois de plus, qu'il est nécessaire de demander à un médecin et des conseils et sa direction. Tel qui convient à l'un ne convient point à l'autre. Il faut tenir compte par exemple de l'état de l'estomac, ou des reins.

Toute substance thérapeutique active est une arme à double tranchant et quiconque prétend s'en servir sans en connaître le maniement, s'expose aux plus graves accidents.

Ceci s'applique aussi bien à l'utilisation des lavages de l'urètre. S'il convient, en général, de se méfier d'eux, par contre il est des cas où ils sont absolument nécessaires et j'avoue ici qu'il m'est impossible, en conscience, de donner à chacun dans cet ouvrage une ligne de conduite générale pouvant s'adapter à tous les cas.

Si l'on use de lavages, voici comment il faut procéder :

Il faut vous procurer un bock d'une contenance de deux litres, pourvu d'un tube de caoutchouc de deux mètres de long et d'une canule du docteur Janet, canule en verre qu'on trouve partout.

Il est préférable de laisser le médecin vous faire ces lavages mais, si vous êtes minutieux et si vous suivez point par point toutes les recommandations que je vais énumérer, vous pouvez les faire vous-même avec le minimum de risques.

Cette méthode, excellente, quand elle est appliquée prudemment et aux cas qui conviennent, a déjà causé de véritables catastrophes entre des mains imprudentes et inhabiles. On lui doit, parce que mal faite, des écoulements interminables, des cystites, des orchites, etc...

A chaque usage, il faut détruire tous les germes dangereux qui pourraient être contenus dans l'appareil. On mettra donc dans une marmite spécialement réservée à cet usage, le bock avec le tube en caoutchouc, la canule, les trois pièces étant adaptées comme au moment de l'emploi. On remplira avec de l'eau et le tout sera mis à bouillir pendant vingt minutes.

Après ce temps d'ébullition, on retire la marmite du feu, on jette l'eau bouillante et on enlève le bock en prenant garde de ne pas laisser la canule toucher quelque objet non bouilli.

Le liquide du lavage sera de l'eau bouillie tiède contenant du *permanganate de potasse* en quantité variable. On doit commencer par une solution faible : 0 gr. 20 de permanganate pour un litre d'eau bouillie. Par la suite, on augmentera progressivement de 0 gr. 05 par jour jusqu'à la dose maximum de 1 gramme pour un litre.

Ce remède a l'inconvénient de tacher fortement en brun brou-de-noix les mains et le linge. On enlèvera les taches des mains en se lavant avec une solution de bisulfite de soude.

Si l'on ne recule pas devant un peu de dépenses, il vaut mieux employer le *permanganate de chaux* qui ne tache pour ainsi dire pas, mais comme il est déliquescent, on fera bien de le demander au pharmacien sous forme de solution saturée.

Suivant les cas, à ces antiseptiques il faut préférer l'eau oxygénée, ou encore la liqueur de Labarraque.

Les lavages doivent se faire dans la position couchée avec un bassin en sifflet passé sous les fesses. Le bock, garni de sa solution, est accroché à un clou à une hauteur d'environ 0 m. 75 centimètres au-dessus du siège du malade.

La canule, prise de la main droite est appliquée mollement contre le méat dont les lèvres sont écartées par les doigts de la main gauche. Le jet doit couler sans violence. On attend que le bock soit vidé.

Ce lavage doux n'est pas très à craindre, il n'en est pas de même du grand lavage que l'on ne doit pas employer sans l'ordre du médecin et dont voici la technique.

Après une préparation analogue, on savonne le gland, on accroche le bock à au moins 1 m. 25 au-dessus de la tête du malade couché, puis on applique fortement la canule contre le méat et on donne le jet qui doit pénétrer dans la vessie et non pas revenir au dehors. Notons qu'en ce cas, il faut auparavant laisser couler la solution dans le bassin pour chasser les bulles d'air qui pourraient être contenues dans le tuyau.

Dès que le malade éprouve le besoin d'uriner on arrête le jet et on laisse la vessie se vider, puis on recommence, tant qu'il reste du liquide dans le bock.

Ces pratiques ne sauraient être répétées très souvent; un lavage par jour, le matin au réveil, et tout au plus un deuxième le soir suffisent amplement. Il faut rejeter l'emploi par le public des lavages au moyen d'une seringue. Ils sont dangereux parce qu'ils sont toujours mal faits. D'ailleurs, la seringue sert surtout à pousser des injections très fortes·indiquées pour combattre certaines formes de blennorragie chronique, particulièrement rebelles. J'estime qu'il pourrait être dangereux d'indiquer la manière de les faire et c'est volontairement que je n'en parle pas.

En outre, lorsqu'on emploie ces solutions fortes, la muqueuse de l'urètre ne tarde pas à s'organiser pour la résistance et il faut changer de tactique, varier les moyens, selon les indications que l'on peut tirer de l'examen direct du malade.

On peut dire, d'une manière générale, que, lorsqu'une chaude pisse n'est pas guérie au bout de six semaines ou tout au moins n'est pas en voie de guérison, c'est qu'il faut changer de traitement, et, à partir de ce moment, il faudra chercher un remède nouveau chaque fois, qu'au bout d'une semaine, le remède en cours n'aura pas donné entière satisfaction.

Blennorragie chronique. — Nous avons déjà signalé le danger de cesser les soins d'une blennorragie aiguë avant sa guérison complète.

Nombre de patients se croient guéris du moment qu'ils ne souffrent plus et qu'ils ne tachent plus leur linge. Cette maladie, répétons-le, est très tenace, et expose à de grands mécomptes tant qu'il persiste le moindre suintement.

Certains sujets semblent prédisposés. Il est certain que les arthritiques deviennent plus facilement que d'autres la proie du gonocoque, et lorsqu'ils sont pris, ils ne peuvent se libérer qu'après des efforts multiples et persévérants.

Il est habituel de considérer qu'une blennorragie devient chronique lorsqu'elle dépasse une durée de trois mois.

La blennorragie chronique est souvent insoupçonnée, le malade n'en a pas conscience, cependant il est forcé de remarquer qu'à la suite d'un excès de bière ou d'alcool, ou encore d'une nuit trop ardente, même en compagnie d'une femme complètement saine, son écoulement reparaît presque immédiatement. Cette poussée, qu'il prend pour une atteinte nouvelle, disparaît d'ailleurs au bout de six à huit jours de traitement et de régime et le sujet se croit guéri jusqu'à la prochaine occasion.

D'autres fois, le patient se plaint d'un poids dans la région du périnée, entre les jambes et aussi d'une sorte de chatouillement à la marge de l'anus.

Lorsqu'il a des rapports avec une femme, il éjacule plus rapidement, d'abord qu'en temps normal, puis à la longue cette conclusion est lente et difficile à venir. Très fréquemment, pendant la nuit son sperme s'écoule spontanément sans motif. Lorsqu'il va à la selle, à la suite d'efforts, il s'écoule par le méat un liquide incolore filant qui provient de la prostate.

Avant ou après les apparitions de ces symptômes, la fonction urinaire est déréglée ; le sujet éprouve des besoins d'uriner de plus en plus fréquents, à toute heure du jour ou de la nuit.

Le jet d'urine reste normal pendant plusieurs années, mais si le malade ne se soigne pas, il voit bientôt qu'il urine avec moins de force, que son jet est plus mince et qu'il a une difficulté évidente à libérer complètement sa vessie.

Sans vouloir entrer dans les classifications subtiles des spécialistes, je veux exposer en bloc les symptômes qui permettent de soupçonner avec une quasi-certitude la blennorragie chronique.

Tout d'abord, il faut s'examiner surtout le matin au réveil, avec l'assurance que l'on n'a pas eu d'érections le matin car on risquerait de se tromper sur la nature du liquide visqueux et transparent que l'on observe alors.

7

Il faut regarder l'embouchure du méat. Bien souvent on ne découvre rien, mais si les bords sont collés, si en les écartant on aperçoit un peu de suintement grisâtre, si l'on distingue un petit fil étendu d'un bord à l'autre, mauvais signe.

Si on presse l'urètre en passant le doigt depuis l'anus jusqu'au bout de la verge, il est à peu près de règle qu'on fasse sortir une gouttelette grisâtre ou jaunâtre. En même temps on sent que le conduit est comme parsemé de petits grains durs.

Il faut en outre recueillir dans trois verres le premier jet de l'urine du réveil, le milieu, et enfin les dernières gouttes.

Si l'on observe dans le premier et dernier verre quelques filaments lourds, tombant au fond, il n'y a plus guère de doute possible, c'est une blennorragie chronique et la prostate est atteinte.

Il faut aller voir le médecin et lui demander l'examen que l'on appelle : *cathétérisme de l'urètre.*

Le docteur passe dans le canal une tige fine en gomme terminée par une menue boule, communément appelée *bougie*. Cet instrument dont il connaît le maniement est pris dans une étuve à formol qui le stérilise.

Lavé à l'eau bouillie, vaseliné, on l'introduit doucement pour permettre de se rendre compte de la largeur et de la souplesse du canal de l'urètre. S'il y a rétrécissement, la bougie est arrêtée. Si la muqueuse est comme rugueuse au passage, c'est qu'il y a menace de rétrécissement.

Cet examen ne suffit pas, il faut encore introduire un doigt dans l'anus pour aller palper la prostate. Chez un homme sain, cette glande n'est pas douloureuse au toucher et ses deux lobes sont égaux.

Pour avoir un diagnostic très précis, le médecin cherche à recueillir la goutte sur une lamelle de verre et l'examine au microscope. Souvent il se contente d'examiner le suintement qu'il ramène au dehors après la petite boule de la bougie.

La présence de gonocoque n'est pas nécessaire pour affirmer la maladie. Le médecin sait très bien se rendre compte s'il y a des globules de pus et établir un rapport entre les éléments qui tombent sous sa vue.

La grande expérience que l'on a de cette maladie me permet d'affirmer de la façon la plus formelle qu'il ne faut pas espérer la disparition spontanée d'une blennorragie chronique. Il est de toute nécessité d'entreprendre un traitement méthodique et long. Plus il sera précoce, plus les chances de guérison seront rapides.

Il faut avouer que les rémèdes proposés sont fort nombreux, preuve de la difficulté.

Avant tout il importe de ne jamais oublier que le malade est menacé d'un rétrécissement, c'est-à-dire que la muqueuse de l'urètre peut durcir, s'épaissir et devenir progressivement le siège d'un obstacle sérieux à l'écoulement de l'urine. On conçoit la gravité de cette infirmité.

La crainte du rétrécissement conduit le médecin à pratiquer la dilatation progressive du canal.

Cette intervention bénigne offre en outre l'avantage de presser sur la muqueuse et d'en faire sortir des humeurs et des microbes qui s'y sont infiltrés, un peu comme l'on fait sortir l'humeur d'un bouton en le pressant entre les doigts.

Avant de recourir à la dilatation il est bon de laisser l'urètre se reposer ; donc, pas de médicaments d'aucune sorte, le moins de rapports sexuels possibles et pas d'aliments susceptibles de rendre l'urine irritante, comme : l'alcool, les boissons fermentées, les épices, le vinaigre, les asperges. On fera même bien de reprendre, pendant quelques jours, du lait ou de la tisane de lin (voir précédemment).

Le médecin est libre de diriger le traitement comme il l'entend. En général, il commence par des bougies en gomme de diamètre croissant. Puis il passe aux Béniqués.

Les Béniqués sont des tiges métalliques rigides

courbées à une extrémité, selon un gabarit calculé d'après la coudure normale de l'urètre.

Leur calibre est gradué de manière à s'accroître par sixièmes de millimètre. On commence en général par le numéro 18 et on en introduit un certain nombre jusqu'à ce qu'il devienne difficile de pénétrer. Le dernier Béniqué est laissé en place pendant une dizaine de minutes, chaque fois après le troisième ou le quatrième le médecin pratique une sorte de massage du canal, en pressant sur la muqueuse tendue par le Béniqué, depuis l'anus jusqu'au méat. Cela lui permet d'écraser les petits grains qui sont de menues glandes inflammées, repaires à gonocoques.

Si quelquefois, ce traitement entraîne la disparition de la goutte, le plus souvent au contraire on voit reparaître un écoulement plus ou moins abondant. Il faut alors suspendre la cathétérisme et faire pendant quelques jours un certain nombre de lavages ; il est même indiqué de prendre de l'Arhéol ou du Gamir ou tout autre remède.

L'introduction des Béniqués, sans être difficile, exige une certaine pratique.

Les séances se font en général de deux en deux jours. On passe successivement quatre Béniqués dont les numéros se suivent, en commençant par le dernier numéro de la séance précédente. Après application il est recommandé de prendre un bain chaud d'environ vingt minutes, bain de siège ou mieux grand bain dans une baignoire.

Chaque massage durera de quatre à cinq minutes.

Lorsque le médecin est parvenu à passer tous les Béniqués que le calibre normal de l'urètre peut tolérer, il s'adresse alors à des lavages au nitrate d'argent. D'autres préfèrent les lavages au protargol, qui est un albuminate d'argent.

Si le suintement persiste, il faut penser qu'il est entretenu par un peu d'inflammation de la prostate. Le diagnostic s'impose si cette glande se montre, au toucher, augmentée de volume ou simplement un peu douloureuse.

Il faut recourir au massage de la prostate qui se fait avec la pulpe de l'index introduit dans l'anus. Ce massage, qui est une sorte de friction de la prostate, durera au moins cinq minutes. Le malade, avant l'opération, videra en partie sa vessie. Il doit garder un peu d'urine pour pouvoir faire une sorte de lavage qui entraînera les résidus sortis de la prostate sous l'influence de la pression du massage.

Généralement, neuf fois sur dix, on parvient ainsi à guérir une blennorragie invétérée, mais ce résultat ne peut s'obtenir qu'en observant une hygiène stricte, pas de fatigue d'aucune sorte, pas d'excès, pas d'alcool.

Dans les cas rebelles, il reste encore la ressource de la méthode des instillations inventée par M. le professeur Guyon et l'application des bougies médicamenteuses.

Les instillations se font avec une seringue spéciale dont le piston est mû par une tige à vis calculée pour que chaque demi-tour laisse échapper une goutte de liquide.

A cette seringue, on adapte la sonde de Guyon, petite bougie en gomme, à tige creuse et terminée par un bout en olive, perforée à son extrémité.

On remplit la seringue avec du liquide choisi, on ajuste la sonde, on chasse l'air en faisant couler quelques gouttes de liquide, puis on enfonce dans le canal l'olive de la sonde jusqu'au point voulu. Il ne reste plus qu'à instiller à volonté, goutte à goutte, le remède choisi à la vitesse et pendant le temps nécessaires.

En moyenne, il faut trois séances par semaine en augmentant le nombre de gouttes chaque fois. Si, au bout d'un mois, la guérison n'est pas un fait acquis, il est inutile d'insister, il n'y a qu'à passer à un autre genre de méthode.

Les instillations guérissent parfois très rapidement mais elles sont aussi inopérantes dans bien des cas et même elles peuvent aggraver l'écoulement. Meilleure, semble-t-il, est la méthode des bougies médicamenteuses.

Les bougies médicamenteuses sont des tiges en glycérine solidifiée, ou tout autre substance inerte capable de fondre à la température du corps, dans lesquelles on incorpore toutes sortes de médicaments. Les unes contiennent du tanin et de l'iode, d'autres du peroxyde de zinc, etc…, tout dépend des préférences du médecin et de la forme de la maladie.

Le soir, avant de se mettre au lit, le patient après avoir uriné, prend la bougie indiquée, se savonne le gland, l'enfonce tout doucement dans le canal. En tenant la verge relevée et il est facile de faire pénétrer intégralement la bougie comme il convient. Après quoi, il peut-être nécessaire de recouvrir l'extrémité du gland par une compresse que l'on fixera avec un tour de coton à repriser pour empêcher que les contractions du canal ne rejettent le remède. Trois quarts d'heure après, la fonte de la bougie est complète.

En quinze jours de traitement on peut espérer la guérison.

Néanmoins, malgré cette richesse de remèdes, il arrive que certains malheureux résistent à tout et se montrent incurables. Ils désespèrent et il n'est pas rare de les voir tomber dans un marasme, une neurasthénie, capables même de nuire à la pratique de leurs affaires.

Ces malheureux doivent-ils donc désespérer? Non! la médecine offre encore des ressources.

Si nous sommes tous égaux devant la mort, cette égalité disparaît devant la maladie. Qu'il le veuille ou non, le médecin est bien forcé de tenir compte de l'état de fortune de ses malades. Les riches ont plus de loisirs et plus de facilités que les pauvres.

On recommandera aux gens non fortunés qui sont tenus de travailler et de garder une place, de rechercher le minimum de fatigues possible. Si cela n'est pas toujours facile, on peut toujours réaliser un régime convenable qui amènera la disparition à peu près complète du suintement. Ce régime comportera surtout l'abstention rigoureuse d'alcool et de boissons fermentées, donc pas de vin, pas de cidre, pas de bière, l'eau sera la seule boisson, et même on fera bien de ne pas boire de café ni de thé.

Ces mesures se compléteront par des bains de siége fréquents. Enfin, si l'on se montre réservé, on pourra avoir des rapports avec une femme, une ou deux fois par semaine, à condition de se contenter chaque fois d'une seule prouesse et de s'y livrer le soir avant l'heure du sommeil après avoir nettoyé son canal par un jet d'urine. Il serait préférable d'employer une capote anglaise ·(voir plus loin). En tous cas, et pour la femme et pour soi-même, il est rigoureusement défendu de pratiquer l'amour le matin au réveil, lorsqu'on est atteint de blennorragie chronique.

Si le malade est fortuné, il faut qu'il aille dans une grande ville se confier à un médecin spécialiste, ce qui le force à quitter ses occupations.

Il pourra alors bénéficier de la dilatation forcée et du traitement urétroscopique.

Pour la dilatation forcée, on se sert d'un dilatateur, dont Kollmann fut l'inventeur.

Imaginez une tige métallique construite de telle sorte qu'elle groupe autour d'elle un faisceau de petites tiges secondaires qui, sous l'action d'une vis, s'écartent de l'axe principal.

On fait pénétrer cet appareil assez volumineux dans un canal capable de laisser passer le n° 60 de la collection des Béniqués.

Avec le dilatateur on réalise un écartement progressif avec une forte pression.

Si ce moyen échoue, on fait appel à l'urétroscope

L'urétroscope a été inventé en France en 1853, par Désormeaux.

Il a été perfectionné et grâce au docteur Luys

c'est devenu un appareil très commode. Il s'agit en principe d'un tube creux que l'on introduit dans l'urètre dilaté. On y insinue une tige mince qui porte à son extrémité une petite lampe électrique. On peut de la sorte, en employant au besoin un verre grossissant, aller voir sur place l'aspect de la muqueuse, puis porter le remède aux points endommagés. Il est considérable de pouvoir soigner, non plus à l'aveuglette, mais en voyant ce qu'on fait. Les résultats sont des plus remarquables, néanmoins il arrive encore que le suintement persiste, mais c'est alors un suintement inoffensif, ne contenant plus de germes dangereux, qui indique simplement que le malade reste fragile et qu'il doit se méfier d'attraper d'autres gonocoques auxquels il offre un terrain tout préparé.

Complications. — En dehors de la forme classique, la blennorragie prend un caractère très différent selon qu'il se produit des complications quelconques. Il s'agit, ne l'oublions pas, d'une infection virulente exerçant ses ravages sur un appareil très délicat et qui a des ramifications très étendues dans le corps. Rien d'étonnant par conséquent, à ce que les microbes aillent coloniser au loin et les complications seront plus ou moins graves, selon que l'invasion microbienne s'attaquera à des organes plus ou moins importants.

Chez l'homme, voici les complications que l'on observe spécialement.

Gonflement du prépuce. — Très souvent le début de la blennorragie entraîne du gonflement du prépuce. C'est ce que les médecins appellent de *l'œdème préputial.* La peau qui recouvre l'extrémité de la verge devient tendue, blanche, on dirait qu'elle est en cire. Ce petit accident n'offre aucune gravité, il n'est pas douloureux, il n'a que l'inconvénient de gêner la découverte du méat et d'empêcher les soins de propreté. La guérison est vite obtenue en faisait baigner la verge plusieurs fois par jour dans un récipient garni d'eau bouillie froide et en injectant doucement, entre le prépuce et la peau, avec une seringue en verre, une solution légère de permanganate.

Paraphymosis. — Du même genre mais plus dangereux est l'accident qu'on appelle paraphymosis. Quand le malade décalotte, il peut oublier de ramener le prépuce en avant et on voit se produire, en arrière de la rainure du gland, un étranglement avec un gonflement énorme de la peau du prépuce. Il faut plonger la verge dans de l'eau bouillie glacée ou au contraire aussi chaude qu'on peut la supporter. Si à la suite de ce bain, on ne parvient pas à dégager le gland, il faut aller voir le médecin sans tarder, qui éprouvera quelquefois de la peine, avant de remettre les choses en état. Ne pas trop attendre, on s'exposerait à de graves accidents.

Balanite et balano-posthite. — Chez les sujets qui ont normalement un prépuce très long dépassant le gland, la blennorragie est souvent la cause d'une infection du gland par le contact du pus qui coule du méat.

Cela commence par des picotements, puis des élancements dans l'extrémité de la verge. Le prépuce se gonfle, la surface du gland est tuméfiée et congestionnée, elle prend la couleur d'une framboise. Dans des cas très rares, on a pu voir survenir de la gangrène sur le dos de la verge.

Il faut laver plusieurs fois par jour avec une solution de 0,05 centigrammes à 0,10 centigrammes d'oxycyanure de mercure dans 100 grammes d'eau bouillie. On se servira au besoin d'une petite seringue. Les bains de verge répétés dans de l'eau très chaude combattent le gonflement. Dès que l'on peut décalotter il faut mettre, entre le prépuce et le gland, une couche aussi mince que possible de coton hydrophile soupoudrée de la poudre suivante :

Aristol . . . . 5 grammes
Sous-nitrate de bismuth. 5 —

(Poudre usage externe).

sans oublier, bien entendu, le traitement de la blennorragie que nous avons indiqué.

Lymphangite de la verge. — L'inflammation des vaisseaux lymphatiques se traduit soit par des traînées rouges dans la longueur du membre, qui correspondent à des sortes de cordons durs et douloureux que l'on sent sous la peau ; ou bien ces cordons sont sentis sans qu'il y ait rien de visible extérieurement en ce cas, ils ne sont pas douloureux ; ou bien encore la peau de la verge se couvre de taches rosées ou même rouges, étalées comme un revêtement. Elle est alors très douloureuse et plus ou moins gonflée. Dans des formes graves, le malade urine avec peine tant l'orifice est rétréci. Le membre est extrêmement douloureux, des érections fréquentes viennent aggraver le tableau ; les aines sont envahies de glandes nombreuses et sensibles.

Tantôt, ces phénomènes ne sont suivis d'aucun

retentissement sur la santé, tantôt ils engendrent une fièvre violente, avec perte d'appétit et même du délire.

En général la guérison de cette complication s'obtient avec une rapidité surprenante. Dans quelques cas exceptionnels, il se forme des abcès que l'on doit ouvrir ou même des phlegmons.

Il faut imposer le repos au malade, puis des bains de siège, et l'on mettra constamment sur la verge des compresses trempées dans de l'eau bouillie chaude, renouvelées fréquemment pour qu'elles restent toujours humides. On recommandera de maintenir le pénis relevé par un bandage, un suspensoir ou une planchette comme celle que nous décrirons en parlant de l'orchite. Toute menace de suppuration doit faire appeler le chirurgien. Faute d'une incision opportune on a vu la lymphangite tourner en gangrène.

Abcès. — Tout autour de la muqueuse de l'urètre il y a un grand nombre de glandes toutes petites qui peuvent s'infecter. C'est ce qui arrive généralement quand les injections ou les lavages sont exagérés ou mal faits. Il en résulte de petits amas de pus gros comme un pois, souvent non douloureux, puis tout d'un coup on les voit s'enflammer et s'ouvrir un orifice au dehors par où il s'écoulera de l'humeur pendant fort longtemps. Pour éviter cela, il faut inciser de bonne heure.

Avec ces petites glandes, il en existe d'autres plus volumineuses, au nombre de deux, l'une à droite, l'autre à gauche, que l'on rencontre dans la profondeur de la racine de la verge. Comme on appelle ces glandes : glandes de Cowper, la maladie est appelée cowpérite.

La cowpérite débute par un point douloureux ressenti dans le bas-ventre, dans la profondeur, entre les jambes, douleur qui augmente lorsqu'on appuie sur la région ou lorsque l'on s'assied. On s'en rend mieux compte par un toucher rectal. En introduisant le doigt dans l'anus du malade couché sur le dos, on sent sous la pulpe de l'index comme un petit pois que l'on repousse en avant et que l'on peut saisir entre ce doigt et le pouce resté au dehors, appuyé sur la peau. Il faut que le malade garde le lit avec des compresses humides, constamment appliquées sur la région. Si l'inflammation augmente, on peut voir rougir la peau en avant de l'anus. En ce cas, il y a de la fièvre et le siège de l'abcès devient très douloureux. Si l'on veut éviter de grandes complications, il faut laisser un chirurgien ouvrir d'un large coup de bistouri et mettre des tubes de caoutchouc pour drainer la poche.

Inflammation de la prostate. — Certains auteurs affirment que 70 0/0 des blennorragiques font de l'inflammation de la prostate, ou comme on dit de la *prostatite*. Heureusement qu'il s'agit surtout de formes légères ; les formes graves sont exceptionnelles.

La prostatite est due à la fatigue, aux sports, aux excès de boissons, aux excitations sexuelles et surtout aux injections ou aux grands lavages employés trop tôt.

C'est vers la fin de la troisième semaine, après le début de la blennorragie, que la prostate est touchée.

On a relaté des débuts plus prompts.

A un premier degré il s'agit d'une simple congestion que le malade signale en se plaignant d'un poids sur l'anus. Il lui est difficile d'aller à la selle, et il souffre, il peine à uriner.

Avec un traitement immédiat, cet état disparaît au bout de quatre jours. Sitôt ces symptômes découverts, le malade doit garder le lit et s'abstenir de tout traitement médicamenteux. Il boira du lait, de l'eau, il prendra des bains de siège, on lui donnera des lavements avec de l'eau bouillie salée (8 grammes de sel pour un litre d'eau). Pour calmer la douleur on pourra faire des frictions douces sur la peau entre l'anus et les bourses avec de l'onguent napolitain belladoné. Contrairement à ce qui est écrit dans certains traités de médecine, j'estime qu'il est dangereux de mettre des sangsues. Si cependant elles étaient indiquées, je préférerais appliquer des ventouses scarifiées.

A un degré plus élevé, on peut observer la prostatite aiguë.

A côté de l'anus, entre les jambes, le malade ressent une douleur intense qui se propage vers les cuisses et vers les reins. La marche devient très pénible; le sujet ne peut plus s'asseoir, ni croiser ses jambes, il est obligé de rester couché sur le dos, les genoux pliés et écartés. Il lui semble avoir une grosseur derrière la vessie. Il a de la difficulté à uriner et il arrive même que l'urine n'arrive à s'écouler que goutte à goutte. Il souffre pour aller à la selle; il a de la fièvre, il perd l'appétit, il se plaint et peut même avoir du délire. Pendant huit à neuf jours, la maladie s'accroît, puis tout s'amende peu à peu et en trois semaines la guérison est acquise, à moins qu'il ne persiste un état chronique dans lequel la glande prostatique reste dure et très grosse.

La prostatite peut aboutir à la suppuration; les douleurs sont de véritables tortures; l'abcès qui se forme cherche un chemin pour s'ouvrir. En général, il débouche dans l'urètre. La guérison peut être rapide ou bien, au contraire, l'infection peut s'étendre et entraîner la mort. Dans d'autres circonstances, la poche de l'abcès reçoit de l'urine, la conserve et constitue un réservoir où se produisent des fermentations incessantes qui empoisonnent le sang et, peu à peu, entraînent la mort.

L'abcès s'ouvre quelquefois dans le rectum et l'on voit le pus s'échapper avec les matières fécales au moment d'une selle. La guérison est alors de règle.

On voit aussi le pus s'ouvrir un passage à la fois dans l'urètre et dans le rectum. Il en résulte un tunnel par lequel vont passer les gaz de l'intestin et l'urine. Ces malades donnent de l'urine par l'anus et des gaz intestinaux par le méat.

Mais la prostatite s'épanche aussi à la peau entre les jambes ou à l'intérieur du ventre dans le péritoine. On voit la gravité de cette complication. Elle est particulièrement redoutable car elle peut faire mourir ou tout au moins causer des suppurations interminables.

La prostatite peut s'établir d'une manière chronique mais en ce cas elle accompagne presque toujours la blennorragie chronique.

Les malades se plaignent d'un poids et même d'une douleur à l'anus et entre les jambes. Ces symptômes pénibles s'augmentent pendant la marche et les efforts. Les envies d'uriner augmentent de fréquence et, quand il y a effort, comme pour aller à la selle, il coule de la verge un liquide jaunâtre un peu filant. Cette perte inquiète beaucoup les malades, on en voit qui deviennent neurasthéniques.

Tout cela est grave, et même dans les formes bénignes, il faut savoir qu'on reste exposé à l'hypertrophie de la prostate, c'est-à-dire à une augmentation de volume de la glande très fréquente chez les vieillards. On ne saurait se passer de médecin car le traitement varie selon les cas.

Si l'on observe sur soi un des signes que je viens d'énumérer, il est prudent de ne pas attendre. De la rapidité que l'on apportera à suivre les conseils éclairés d'un médecin, dépendra la guérison ou l'aggravation du mal.

Orchite-épididymite. — L'orchite ou plutôt *l'orchi-épididymite* est une des complications qui se produit le plus souvent au cours d'une blennorragie. Elle est des plus fâcheuses. Il est rare de l'observer avant la troisième ou quatrième semaine, mais par contre elle peut éclater très tard chez des sujets qui ont gardé une goutte militaire d'une ancienne chaudepisse.

Elle apparaît aussi bien chez les imprudents qui

se livrent à toutes les exagérations comme chez ceux qui ont suivi un régime sévère et qui ont même gardé le lit.

Presque toujours on peut accuser les excitations de la verge pendant la blennorragie comme : la masturbation, les rapports sexuels, les boissons alcooliques, les injections ou les lavages, appliqués trop tôt; ou encore la fatigue, une marche forcée, la pratique des sports, de la danse, et surtout de la bicyclette et du cheval.

Il s'agit en principe de l'invasion des gonocoques dans l'épididyme, puis dans le testicule, après avoir pénétré en remontant le canal déférent. Dans la majorité des cas, il n'y a qu'un testicule d'atteint; il est rare que les deux soient pris en même temps.

La maladie prend une allure légère, moyenne ou grave.

Dans les cas légers, le patient ressent un peu de pesanteur et du tiraillement dans l'une des bourses qui se montre gonflée.

Avec du repos et des compresses humides la guérison a lieu en deux ou trois jours.

La forme moyenne est plus habituelle. Subitement, après un peu de malaise, de fièvre, de manque d'appétit, la douleur et le gonflement apparaissent dans la région des bourses et de l'aine.

On dirait des élancements, les malades se plaignent de souffrir comme si on tordait leur testicule. Toute marche, tout exercice est impossible. Il faut garder le lit et le moindre attouchement provoque des souffrances. Le thermomètre peut monter à 40°.

Cet état acquiert son maximum vers le cinquième jour, puis les symptômes s'atténuent peu à peu pour disparaître au douzième jour.

Dans les formes graves, la fièvre est des plus violentes et s'accompagne de délire, surtout chez les alcooliques. La santé est très compromise, plus d'appétit, des vomissements, un abattement absolu qui rappelle la fièvre typhoïde. La peau des bourses est rouge, gonflée, et la douleur intolérable remonte vers le ventre. Même dans ces cas extrêmes, l'orchite a tendance à guérir.

Il faut compter de deux à quatre semaines. La douleur cesse la première puis le gonflement disparaît. Il persiste cependant un état spécial de l'épididyme que l'on sent très dur sous le doigt, dureté qui demeurera définitive. Il est possible de reconnaître très longtemps, plus tard, un testicule jadis atteint d'orchite.

A noter qu'il y a souvent des rechutes de la maladie lorsque le sujet reprend trop tôt les rapports sexuels ou les exercices violents; ou encore, au moment où l'un des testicules guéri l'autre testicule resté sain se prend à son tour. Il est très rare, mais possible pourtant, que l'orchite aboutisse à former un abcès. Cet accident se remarque surtout chez les malades prédisposés à la tuberculose .

De toute manière, l'orchite frappe le testicule de stérilité. Comme elle a tendance à n'atteindre que l'un d'eux seulement, le testicule sauf suffit amplement à fournir de nombreux enfants. Si l'orchite est double, les fonctions génitales sont gravement compromises, pourtant Balzer et Souplet ont retrouvé des spermatozoïdes vivants, six mois après la guérison de l'orchite double, dans cinq cas sur six examinés.

Il est utile de savoir que l'orchite prend un caractère de gravité particulière chez les personnes atteintes de varicocèle ou de hernie.

On a proposé de nombreux remèdes; mais ce qui réussit le mieux, ce sont d'abord le repos, puis des applications de compresses humides très chaudes, ou encore des sachets de glace par dessus une feuille de flanelle. On calme les douleurs en mettant des onctions d'onguent napolitain belladoné.

Le malade doit garder le lit et suivre rigoureusement le régime du blennorragique. On lui mettra à la naissance des cuisses une planchette (ou un morceau de fort carton) entourée d'une bonne couche de coton, échancrée pour permettre le passage de la verge et des bourses qui se trouvent ainsi soutenues et relevées sur le ventre.

Un excellent procédé, quoique ancien, est ce qu'on appelle la *coque de Vigo*.

L'emplâtre de Vigo est un emplâtre mercuriel auquel on peut adjoindre de la belladone pour le rendre calmant. On en taille des bandelettes longues de 20 centimètres pour un centimètre de large. On applique celles-ci sur la peau des bourses comme une coque continue, légèrement serrée à la naissance du cordon.

Comme remède à prendre, on recommande : des cachets d'antipyrine de 0 gr. 50, par jour; le salicylate de soude dans la formule suivante :

```
Salicylate de soude. . . . . . .   30 gr.
Julep gommeux. . . . . . . . .    500 —
```

Potion à prendre par cuillères à soupe : huit le premier jour, puis continuer chaque jour en diminuant d'une cuillerée. Répartir les doses à des intervalles égaux.

Il faut recommander l'aspirine dont on peut prendre jusqu'a six comprimés, de 0,50 centigrammes dans les vingt-quatre heures et toujours dans un grand verre d'eau.

On a enfin préconisé un remède qui paraît tout particulièrement indiqué contre l'orchite, et dont voici la formule :

Alcoolature de racine d'anémone pulsatile 30 gouttes.
Sirop de framboises . . . . , ... 120 grammes,

Une cuillerée d'heure en heure.

En même temps il faut cesser tout traitement, tout lavage contre la blennorragie.

Bien que les cataplasmes soient condamnés dans leur emploi abusif, ils rendent les plus grands services en cas d'orchite, et on retire les meilleurs résultats d'applications locales de grands cataplasmes de farine de lin chauds, souvent renouvelés qui n'offrent aucun danger si l'on se sert de farine fraîche et si l'on a soin de laver la peau à l'eau bouillie tiède et au savon, chaque fois qu'on change le remède.

Des bains de siège seront pris tous les jours. On donnera tous les jours également un purgatif léger, comme par exemple un verre à bordeaux d'eau de Carabana.

Il ne faut pas craindre de garder longtemps le lit. En se levant on devra porter en permanence un suspensoir bien fait muni de sous-cuisses et rembourré d'ouate.

Cette complication, on le voit, est grave, ce

serait de la dernière imprudence que de vouloir se
soigner sans le médecin.

Vésiculites ou spermato-cystite. — Tel est le
nom qu'on donne à l'inflammation des vésicules
séminales, due presque toujours à des rapports
sexuels pratiqués trop tôt avant la guérison d'une
blennorragie. Il s'agit de douleurs vagues dans le
bas-ventre ou dans la région des reins, donnant à
penser à des coliques d'appendicite ou de calculs
des reins. D'autres fois, ce sont des crampes douloureuses siégeant dans la profondeur de la verge
ou de l'anus. Le malade entre en érections à tout
moment et il éjacule du sperme bien souvent mêlé
de sang et de pus; cette éjaculation est très douloureuse. En même temps, il est bien rare que
l'état général ne soit pas atteint. Le malade reste
couché sans force, pâle, abattu, las, sans appétit.
Cette complication, quelquefois bénigne, est
généralement longue et grave. Dans les meilleurs
cas la guérison n'apparaît pas avant deux mois. Il
peut en résulter un abcès qui ira déboucher dans
la vessie, dans le rectum ou dans le péritoine.
Dans certaines formes chroniques, il se produit
des crises tout à fait semblables à des coliques
néphrétiques. Lorsque l'inflammation se propage
au canal déférent, on observe tous les symptômes

d'une appendicite grave, à part le point douloureux à la pression dans le ventre.

Cette maladie exige le repos au lit avec des bains de siège et des lavements très chauds, puis on fera appeler le médecin sans tarder.

Blennorragie chez la femme. — Une différence fondamentale distingue la blennorragie de la femme et la blennorragie de l'homme. Alors que chez celui-ci la maladie affecte le canal de l'urètre, chez celle-là le gonocoque épargne bien souvent les voies urinaires pour se développer dans la vulve, le vagin et l'utérus.

Chez la femme le gonocoque est l'agent causal de la blennorragie, mais il est accompagné d'un grand nombre d'autres microbes plus ou moins dangereux que l'on rencontre normalement dans cette cavité close où règne une chaleur humide, constante, véritable étuve on ne peut plus favorable pour le développement des germes de toutes sortes.

Il faut distinguer la blennorragie aiguë et la blennorragie chronique.

Il est assez difficile de préciser la durée qui sépare le moment de la contagion de celui où le mal se déclare. On admet pourtant qu'il faut compter environ cinq jours.

Cela commence par un peu de démangeaisons de la vulve, bientôt intolérables, surtout s'il s'agit d'une personne nerveuse. Si le gonocoque a envahi le canal, l'émission des urines s'accompagne d'un peu de picotements.

La congestion, due à l'inflammation locale, produit une excitation constante qui pousse la femme à rechercher impérieusement les rapports sexuels ou à se masturber. A l'examen de la vulve, on ne constate qu'un peu d'humidité, sans rien de particulier.

Bientôt les symptômes s'accentuent, les rapports deviennent douloureux, le vagin ne peut même plus supporter l'introduction d'une canule à injections, des douleurs plus ou moins vives accompagnent l'émission des urines, l'expulsion des matières fécales et la marche.

Si on regarde la malade, on aperçoit, sortant de la fente de la vulve, un pus crémeux, jaune ou jaune-verdâtre, tachant le linge de larges placards empesés. Ce pus suinte et se répand dans les plis autour de la vulve, enduit la naissance des cuisses et la fente qui sépare les fesses jusqu'à l'anus. En irritant la peau il occasionne une sorte d'eczéma recouvert de petites croûtes jaunes. Il se dégage de tout cela une odeur repoussante.

Quand on a lavé la région, la muqueuse du vagin

se montre rouge, enflammée, tuméfiée, couverte d'érosions superficielles plus ou moins étendues, saignant au moindre contact, avec du gonflement des petites lèvres et des grandes lèvres. Il vient parfois aussi des glandes dans les aines. Si l'on presse sur les glandes du vagin, les glandes de Bartholin notamment qui sont blotties dans l'épaisseur de la peau de chaque côté de l'ouverture de la vulve, on fait sortir une gouttelette de pus jaunâtre.

L'infection gagne rapidement le vagin dont l'examen est impossible. Avec beaucoup de précautions et de douceur on peut introduire un speculum. On constate que la muqueuse intérieure est gonflée, rouge et parsemée d'une multitude de granulations grosses comme un grain de mil. Il y a aussi quelques érosions. Les mêmes lésions s'observent sur la portion saillante du col de l'utérus.

Si parfois, cette inflammation locale ne retentit pas sur la santé, le plus souvent, la malade a de la fièvre et tous les signes de la grippe. Les souffrances qu'elle ressent dans le bas-ventre l'obligent à rester au lit. Elle souffre particulièrement au moment des règles.

Il est nécessaire de suivre un traitement sérieux, car la guérison complète ne peut s'obtenir toute seule et la maladie, après avoir sommeillé, se réveille sous la moindre cause : fatigue, grossesse, rapports exagérés, refroidissements pendant les règles.

Bien traitée, une vulvo-vaginite blennorragique dure au moins deux mois. Il n'est pas toujours facile de faire le diagnostic car il y a bien des signes prêtant à confusion avec d'autres maladies.

Aujourd'hui, on a la grande ressource de l'examen du pus au microscope.

Il n'y a pas que les femmes de mauvaise vie qui en soient atteintes, on pourrait même dire : au contraire. La blennorragie frappe les ignorantes et les jeunes mariées.

Une prostituée n'est pas sans connaître les risques de sa profession et il lui est toujours facile, sous prétexte de complaisances, d'examiner l'homme dont elle veut satisfaire le désir. Une ignorante, par pudeur ou sentiment, n'oserait jeter les yeux sur la verge de l'amant ou du mari auquel elle se donne. On ne sait pas assez dans le public, qu'il suffit d'une goutte fort bénigne d'aspect, reliquat d'une chaudepisse de vieille date, pour infecter une jeune femme et lui donner une blennorragie dans toute sa violence.

Beaucoup de maladies infectieuses provoquent des vulvo-vaginites dont l'aspect superficiel ne diffère presque pas de celle qui est due aux gono-

coques. Sans l'examen du laboratoire, le médecin
est incapable de discerner la nature d'un écoulement
purulent, surtout si la femme a eu quelque temps
auparavant une rougeole, une scarlatine, une fièvre
typhoïde, une variole, etc... Souvent une poussée
d'eczéma peut développer sur le vagin un écoulement verdâtre et abondant.

Il est une catégorie de petits vers du tube
digestif qu'on appelle des *oxyures*, longs d'environ
un centimètre, blancs, à peine plus épais qu'une
épingle qui s'échappent de l'anus et peuvent émigrer
vers le vagin. Ils causent de vives démangeaisons
poussant la personne à se gratter. Ce grattage va
déterminer une inflammation qui simulera une
blennorragie.

Tout ce qui irrite la vulve et le vagin peut
aboutir au même résultat et il n'est pas toujours
facile, ni de découvrir la cause, ni de faire avouer à
la malade comment la chose lui est arrivée. C'est
ainsi que l'écoulement et l'inflammation de ces
fausses blennorragies s'observent après des injections vaginales prises sans précautions avec une
eau insuffisamment bouillie, un bock ou une canule,
propres peut-être, mais qu'on a oublié de stériliser
ou encore après un avortement, les débuts d'une
grossesse, la masturbation avec des mains sales ou
l'introduction d'objets non stérilisés ; après un viol

où après une première nuit de noce où l'époux maladroit et brutal a accompli une défloration sans ménagements ; ou encore par suite d'excès de rapports amoureux, par suite de coïts pendant les règles, etc.

La blennorragie chez la femme est toujours grave à cause de la virulence du microbe et de la facilité de la propagation à la cavité de l'utérus, aux trompes, aux ovaires, et au péritoine. Elle est très rebelle. Elle peut se réveiller avec la plus grande facilité et si, par malheur, le gonocoque a touché une seule fois les deux trompes, il en résulte une stérilité définitive ; ou alors si les trompes sont restées perméables, à l'occasion d'une grossesse on voit se réveiller l'infection et il peut en résulter un accouchement avec fièvre puerpérale, de la pelvi-péritonite et la mort.

La blennorragie de la femme est la cause la plus fréquente de la perte de la vue chez les nouveaunés. En naissant, l'enfant récolte des gonocoques qui sommeillent dans les mucosités vaginales en dehors même de tout écoulement.

Le gonocoque s'établit dans les yeux et détermine une ophtalmie à peu près fatale qui entraînera la perte des deux yeux pour le moins, perte irrémédiable, quand ce n'est pas une méningite mortelle. Disons tout de suite qu'étant donnée l'extrême diffusion de la blennorragie connue ou insoupçonnée, il est recommandé d'instiller dans les paupières de tous les nouveau-nés, sans distinction, avant même de couper le cordon, quelques gouttes d'une solution de nitrate d'argent à 1 0/0.

On voit déjà l'importance capitale qu'il y a de soigner une femme victime d'une blennorragie jusqu'à sa guérison complète.

L'ignorance du public est une excuse regrettable. Celles qu'on appelle les « maladies des femmes », ne sont si fréquentes que parce qu'il y a tant d'hommes inconscients, ignorants, ou criminellement égoïstes. Sur tout cela, malheureusement, il y a unanime conspiration : il est défendu d'en parler parce que ce n'est pas convenable et que cela porte atteinte à la morale!!!

Lequel est le plus moral, je le demande, ou du romancier qui entretient une fausse sentimentalité ridicule, sans en montrer les dangers, mais qui n'use que de termes décents et d'images convenables, ou du médecin dont la conscience se révolte et qui cherche, par tous les moyens en son pouvoir, à faire connaître la triste vérité?

Les vaginites sans gonocoques sont moins graves mais pourtant il peut se trouver quelques formes très sérieuses. On sait que lorsqu'on rencontre des streptocoques, l'infection est particulièrement virulente.

Pour soigner la blennorragie d'une femme, il faut commencer par calmer l'irritation du vagin. Les premiers jours, il ne faut pas songer à donner des injections, elles seraient trop douloureuses. On commencera par donner des bains de siège tièdes, prolongés, deux ou trois fois dans la journée. Dans l'intervalle, la vulve sera recouverte de compresses trempées dans de l'eau bouillie chaude. Il sera préférable de garder le lit, ou tout au moins la chaise longue. Si l'acte d'uriner provoque le moindre picotement, il faut prévoir l'inflammation de l'urètre et, sans attendre, on instituera le régime que j'ai indiqué pour l'homme, avec les mêmes boissons émollientes, surtout du lait avec de la tisane de graines de lin. Dès que l'inflammation sera un peu calmée, on donnera des injections vaginales.

La malade, étendue sur son lit, les cuisses fléchies, avec un bassin en sifflet glissé sous les fesses, écartera avec la main gauche les lèvres de la vulve et introduira la canule tenue de la main droite. Il n'y a pas de meilleur appareil pour les injections que le bock. Répétons que cet instrument, qu'il soit en tôle émaillée, en verre ou en porcelaine, doit avoir une contenance de deux litres et être muni d'un tube de caoutchouc de deux mètres de long, au bout duquel on ajustera une canule à injections en verre, à l'extrémité renflée en olive et percée de plusieurs trous. On en trouve dans le commerce qui ont une légère coudure et qui sont très pratiques. Le bock, le caoutchouc et la canule, soigneusement nettoyés après chaque usage, seront bouillis dans une marmite pleine d'eau au moment de l'emploi; ce procédé de stérilisation est le seul convenable, il est très supérieur au flambage à l'alcool communément pratiqué. Le bock sera accroché au-dessus du plan du lit à une hauteur de 75 centimètres ou 1 mètre au maximum. Il faut éviter une pression forte qui risque de repousser du pus dans le col de l'utérus.

Après avoir expurgé l'air du tube en laissant couler le liquide jusqu'à ce qu'il arrive régulièrement, sans secousses, la femme introduit la canule profondément et pendant tout le cours de l'irrigation elle la remue doucement d'avant en arrière, puis en lui donnant un mouvement circulaire, sans violence, afin que toute la paroi vaginale reçoive le liquide.

L'injection terminée, il reste toujours du liquide dans le vagin, parfois même en grande quantité; avant de se relever la femme devra appuyer avec le doigt sur la partie basse du vagin pour laisser écouler ce reliquat.

Quand la douleur a disparu, et que l'introduction d'un speculum est possible, il faut recommander à la malade de placer cet appareil, et de l'ouvrir lorsqu'elle est dans son bain.

Rappelons que le speculum est une sorte d'entonnoir métallique à deux valves articulées, que l'on peut maintenir écartées au moyen d'un écrou évoluant sur une tige filetée. Le vagin, grâce au speculum, peut être maintenu largement ouvert, déplissé et profiter de l'action bienfaisante de l'eau. D'après les idées mises en pratique à la station thermale de Luxeuil, il sera procédé à une injection vaginale dans le bain à travers l'orifice du speculum.

En dehors des bains, le speculum sert à faire des pansements qui seront des applications de substances médicamenteuses, portées dans le vagin par le moyen d'un tampon d'ouate enroulé au bout d'une tige métallique.

Le liquide de l'injection doit être du permanganate dont on fera des solutions à la dose de 50 centigrammes à 1 gramme pour 1 litre d'eau. On fera au moins trois injections par jour. Le laboratoire ayant montré que le gonocoque ne résistait pas à la chaleur, les injections auront une température de 38 à 40 degrés centigrades qui est très supportable.

Dans l'intervalle, pour ne pas laisser les parois du vagin en contact, et pour continuer l'action

médicamenteuse, on appliquera des tampons
d'ouate, imprégnés d'antiseptiques, disposés au
moyen du speculum après l'injection, ou des ovules
à la glycérine solidifiée que l'on introduit avec
facilité sans le secours d'aucun appareil. On se
sert surtout de glycérine iodée ou de glycérine
iodoformée ou d'ichthyol.

On emploie beaucoup aujourd'hui des badigeon-
nages de tout le vagin, faits par le médecin, avec
du bleu de méthylène.

Le traitement doit être continué jusqu'à ce que
le vagin soit complètement sec. Si, à l'examen au
speculum, on ne trouve plus trace d'humidité
jusque dans le fond du vagin, dans ce cul-de-sac
profondément situé entre la partie saillante de
l'utérus et le rectum, on peut considérer que la
malade est guérie et à l'abri des complications.

Blennorragie chronique. — La blennorragie
chronique succède tantôt à un état aigu, tantôt
elle s'établit traîtreusement sans que rien ait pu
éveiller l'attention sur son début. Dans les deux
cas, les symptômes sont les mêmes.

Presque toujours il s'agit d'une mariée qui se
plaint de douleurs dans le bas-ventre.

Elle a remarqué que ses souffrances augmen-
taient quand elle se fatiguait, quand elle faisait

une marche un peu longue, dansait, allait à bicyclette, à cheval, ou lorsque son mari lui avait témoigné un peu trop d'ardeur.

Les règles sont douloureuses, elles s'accompagnent de coliques violentes; tantôt elles sont trop abondantes, tantôt au contraire, elles sont insignifiantes. Parfois, deux ou trois jours après qu'elles ont cessé, reparaît un petit écoulement sanguin. En dehors des règles, la jeune femme accuse des pertes blanches. Si ces malades deviennent enceintes, leur accouchement est presque toujours prématuré, et l'enfant a de grandes chances, de récolter au passage une ophtalmie purulente.

Dans de pareilles circonstances, le médecin est contraint d'interroger et d'examiner le mari.

Après avoir nettoyé la vulve par une irrigation, le médecin passe à un examen direct. Il aperçoit comme de petits orifices garnis d'une gouttelette de pus, puis de tous petits points rouges tachetés, rappelant l'aspect d'une piqûre de puce, enfin tout un semis de granulations rougeâtres pas plus grosses qu'un grain de millet, donnant entre les doigts la sensation d'un petit grain de plomb caché sous la muqueuse.

L'ensemble de ces lésions est caractéristique d'une *folliculite vaginale*. Les follicules infestés suppurent et bien souvent laissent de menus trajets fistuleux d'où la pression fait sortir du pus.

Elles ne sont pas douloureuses, mais n'ont aucune tendance à guérir seules.

Très souvent les glandes de Bartholin sont attaquées. On les sent, grosses comme des noisettes, qui ont pris une consistance dure et on peut les saisir entre le pouce et l'index de chaque côté de l'orifice du vagin, à la base des petites lèvres. La *Bartholinite* ne tarde pas à suppurer. La pression fait sortir du pus de la glande. Celle-ci fait des poussées aiguës, puis se calme, ou bien donne un abcès qu'il faut inciser largement et encore, on n'est jamais sûr de ne pas laisser une fistule.

Bien qu'on l'ait nié longtemps, on sait aujourd'hui que les gonocoques vont s'embusquer dans le canal de l'urètre dont il est très difficile de les déloger. Beaucoup de femmes paraissent guéries et cependant sont encore contagieuses. Les examens les plus minutieux ne révèlent rien de suspect et pourtant des hommes qui ont eu des rapports avec elles ont contracté la chaudepisse.

C'est qu'il restait des gonocoques cachés dans l'urètre. Ceux-ci peuvent exister en pareil endroit sans donner aucun trouble. Pour reconnaître leur présence il faut d'abord que la femme reste sans uriner au moins six heures. On fera par exemple l'examen le matin au réveil. En pressant avec le doigt, introduit dans le vagin, et ramené en avant, en râclant pour ainsi dire le pubis, on fait sortir une goutte de pus caractéristique.

La *vaginite* blennorragique chronique s'installe le plus souvent sans que la femme s'en aperçoive. Elle est indolore, et on ne peut la reconnaître qu'en examinant l'écoulement et l'aspect du vagin.

Cet écoulement est un liquide blanchâtre qui mouille la naissance des cuisses, en imprégnant le linge de taches jaunâtres, ou qui s'accumule dans le vagin et ne s'échappe que par l'introduction du doigt et du speculum.

Lorsque le médecin veut examiner l'état des organes génitaux par ce qu'on appelle le toucher vaginal, c'est-à-dire, l'introduction d'un doigt dans le vagin, il éprouve plus de difficultés que normalement parce que la muqueuse de la vulve est généralement rugueuse, épaisse et, par conséquent, rétrécit l'orifice. Quand le speculum est en place, la muqueuse est cachée par une sorte d'enduit blanchâtre que l'on doit enlever avec un tampon d'ouate hydrophile. L'intérieur du vagin apparaît alors d'une couleur rouge, vineuse, violacée, avec des érosions surtout groupées dans le cul-de-sac, derrière la matrice, que le moindre contact fait saigner.

Sur les trois quarts des malades, l'utérus se montre envahi ; on est alors en présence d'une métrite qui, heureusement, dépasse rarement la première portion du col. On ne peut s'en rendre compte qu'au speculum, et la malade en est fort peu affectée. L'orifice du *museau de tanche* se montre, en ce cas, recouvert d'une sorte de glaire visqueuse et adhérente qu'il faut enlever pour découvrir la muqueuse. Celle-ci apparaît, gonflée et parsemée d'ulcérations. Quand l'infection gagne en profondeur, les douleurs sont vives, et il se produit des pertes mélangées de sang noirâtre.

Si le traitement n'est pas énergique, voilà une maladie qui peut durer indéfiniment, avec, parfois, quelques poussées douloureuses, sans que la femme ait conscience de son état.

L'intervention du médecin est prépondérante. C'est à lui de dépister la blennorragie chronique, et cette découverte est loin d'être facile, surtout lorsquelle ne peut s'appuyer sur l'examen du mari.

La blennorragie chronique des voies génitales de la femme, si tenace, peut persister très long-temps sans offrir la moindre gravité. Mais il faut savoir qu'elle expose à de redoutables complications dont nous allons parler et que le mari reste continuellement appelé à contracter une nouvelle blennorragie, surtout quand il voit sa femme quelques jours avant ou après les règles.

Le traitement de cette infection · chronique est essentiellement local ; aucun remède interne n'a d'effet.

Il faut détruire tous les follicules enflammés et la meilleure façon, c'est d'y porter la pointe rougie d'un galvano-cautère ou d'un thermo-cautère. Le galvano-cautère est l'instrument de choix. Malgré son apparente brutalité, cette petite opération n'est pas douloureuse. On met ensuite des pansements à l'iodoforme ou au peroxyde de zinc, ou avec quelque antiseptique au choix du médecin. Les injections de permanganate de potasse à 1 pour mille seront prescrites. Il ne faut pas oublier de soigner l'urètre. On y fera des injections au permanganate avec une petite seringue. Dans les cas rebelles, il se peut que le médecin soit obligé de pratiquer des cautérisations.

Pendant la nuit, la femme mettra un ovule contenant une substance antiseptique mais elle n'oubliera pas que ce remède fond lentement et elle devra se garnir, comme au moment de ses époques, si elle ne veut pas tacher son linge et ses draps.

Le traitement de la *métrite* nécessite le repos et des pansements spéciaux qui ne peuvent être faits que par un médecin.

Dans les cas rebelles le curetage est nécessaire.

Cette opération chirurgicale est anodine et n'a rien pour effrayer la malade.

Depuis quelques années, on obtient de brillants résultats par la douche vaginale très chaude, sous pression, donnée dans le bain, comme à Luxueil. On emploie aussi les rayons lumineux. (Voir : *Maladies des femmes*).

Complications. — L'infection du vagin par le gonocoque expose, on le conçoit, à une grande variété de complications.

Tout d'abord, en commençant par les moins dangereuses, signalons l'inflammation, le gonflement des grandes et des petites lèvres susceptible de dégénérer en abcès. Cela ne se produit que chez les femmes qui se tiennent malpropres.

Tout disparaît avec quelques bains de siège et des pansements humides. Si l'abcès est formé, on doit inciser.

Rarement se forme-t-il une collection purulente dans le paroi du vagin. Lorsqu'on en rencontre une, il faut inciser sans tarder car le pus a tendance à s'ouvrir un chemin vers le rectum.

Salpingite. — La salpingite, autrement dit, l'infection des trompes, est une des complications des plus fréquentes. Elle peut résulter de causes nombreuses et variées, mais, sans contredit la plus ordinaire, est la blennorragie. « C'est presque tou- « jours à la suite de l'inoculation d'un vieil écou- « lement chez l'homme, que la maladie envahit « successivement l'utérus, la trompe, et les « ovaires. » (Docteur A. Renault).

Tel est le cas de tant de femmes nouvellement mariées, qui reviennent malades de leur voyage de noce, et dont les malaises sont attribués à des fatigues ou du refroidissement.

Une malade atteinte d'une salpingite, se plaint d'une douleur dans le bas-ventre en un point situé à égale distance de la pointe de la hanche et de la vessie. Cette douleur se propage vers les cuisses et aussi vers le creux de l'estomac, au point de provoquer des crises de cet organe et des vomissements. Par moments, il y a de véritables coliques.

Les règles deviennent extrêmement irrégulières ; ou ce sont des hémorragies inquiétantes, ou rien n'apparaît pendant plusieurs mois.

Quand on appuie sur le ventre et qu'on introduit un doigt dans le vagin ou dans l'anus, on éveille des douleurs toujours au même point. Le médecin sait retrouver en ce cas, au bout de son doigt, une tumeur pouvant atteindre le volume d'une petite orange.

Presque toujours, il y a de la fièvre ou des accès fébriles et il faut se tenir sur ses gardes, si le thermomètre accuse une forte température.

La maladie passe bien des fois à l'état chronique et dans quelques cas favorables, la guérison intervient.

Lorsque la chose arrive, la moindre fatigue, un simple écart de régime même, ressuscitent des crises.

Les rechutes sont soudaines et guérissent assez vite; malheureusement il faut toujours avoir à l'esprit qu'il y a une menace du suppuration. La trompe devient une poche distendue par du pus. Si elle s'ouvre dans le péritoine, c'est la mort avec une rapidité effrayante. Si elle s'ouvre dans le rectum ou dans le vagin, ou dans la vessie, elle crée des fistules parfois très graves et toujours très désagréables.

On rencontre de pauvres femmes, chez lesquelles la vessie et le rectum sont en communication constante ou bien, l'orifice anormal fait déverser dans le vagin le contenu de la vessie ou les matières fécales. Il en résulte une cause d'affaiblissement profond. La malade a le sang infecté; elle perd tout appétit et, au bout d'un laps de temps variable, elle meurt dans un état de maigreur effrayant car elle succombe en général par inanition.

La guérison n'est pas impossible mais elle nécessite des soins constants, de longue durée; dirigés par un médecin compétent.

On appelle *salpingo-ovarite* l'inflammation associée de la trompe et de l'ovaire. La différence avec la salpingite simple n'est pas assez sensible pour que je m'y attarde. C'est une question de subtilité médicale qui a une grande importance pour la malade, mais dont je ne saurais parler sans entrer dans des explications beaucoup trop compliquées.

L'infection de la trompe et des ovaires, ou comme on dit des annexes, ne peut être combattue sans un repos absolu au lit. Il faut parfois une intervention chirurgicale, mais on parvient à l'éviter bien souvent, par quelques traitements modérés : cure de Luxeuil, application d'air chaud, application de rayons lumineux, enveloppements tièdes, etc..

Les bains chauds seront donnés tous les jours. Un lavement chaud quotidien rendra de grands services.

Signalons encore des guérisons obtenues par le massage, l'électricité.

Si la malade est assez riche, elle se trouvera bien d'aller faire une saison à Salies de Béarn, Biarritz, Salies du Salat, Salins du Jura, Salins-Moutiers, mais surtout Luxeuil.

Contre les crises douloureuses je recommande

un lavement chaud évacuateur avec de l'eau
bouillie salée (8 grammes de sel pour un litre d'eau)
suivi d'un lavement calmant qu'il faudra garder. Ce
dernier, administré avec une poire en caoutchouc,
comportera un verre de lait chaud avec une pincée
de sel, un jaune d'œuf battu, et, au choix, un
gramme d'antipyrine, ou si l'on peut s'en procurer
vingt gouttes de laudanum de Sydenham.

La salpingite est particulièrement redoutable
quand elle aboutit à la pelvi-péritonite ou au phleg-
mon du ligament large.

Blennorragie ano-rectale. — Sans faire intervenir un motif passionnel de perversion génitale,
il est aisé de comprendre qu'une femme, atteinte
d'une blennorragie de la vulve, puisse contracter
une blennorragie de l'anus par l'écoulement naturel du pus.

Quand la blennorragie atteint l'anus, les malades
se plaignent de démangeaisons en ce point, puis
c'est une sensation de brûlure que la marche
exagère et qui est tout à fait pénible lorsqu'on va
à la selle.

La crainte de la douleur pousse la personne à
se retenir et elle offre bientôt une constipation
opiniâtre. Quand elle ne peut plus résister, elle
est obligée à des efforts violents qui lui arrachent

des cris. En pareille circonstance, il n'est pas rare d'observer l'expulsion, au dehors, d'une portion du rectum, accident appelé ; *prolapsus rectal.*

Quand on regarde l'orifice anal, il apparaît gonflé, rouge, ulcéré, fissuré, laissant sourdre un pus jaunâtre. Si les soins sont donnés de bonne heure, la guérison s'obtient en deux à trois semaines. Mais si par incurie, ou par crainte de souffrir, on abandonne la maladie à elle-même, celle-ci passe à l'état chronique, et expose aux complications les plus graves : phlegmons, rétrécissement du rectum, tumeurs végétantes, etc...

Le traitement consiste en bains de siège fréquents, puis en lavages antiseptiques chauds avec une solution de permanganate de potasse à un pour mille. Après le lavage, il faut mettre des suppositoires antiseptiques. Les selles seront facilitées par des laxatifs; en pareil cas, le meilleur est une cuillerée d'huile de ricin, le matin à jeun.

On calme les douleurs avec un suppositoire d'après l'une des formules suivantes au choix :

Cocaïne.	1 centigramme
Beurre de cacao . . .	Q. S. pour un suppositoire

(Usage externe).

ou encore cette autre formule que je préfère.

Extrait de belladone .   1 centigramme
Beurre de cacao. . .   Q. S. pour un suppositoire

Blennorragie des petits garçons. — Les observations médicales ont rapporté des cas de blennorragie chez les enfants du plus jeune âge, à cinq mois par exemple, mais c'est surtout à trois et quatre ans qu'ils se produisent.

La cause de cette maladie, il est triste de le dire, est due à des manœuvres coupables commises par des femmes contaminées. Le plus souvent, il s'agit de servantes auxquelles on a confié la garde d'un enfant et qui emploient ces procédés pour l'empêcher de crier et le faire dormir.

Dans la seconde enfance, à l'âge ou les petits garçons ont conscience de leurs actes, la blennorragie est due, en général, à des rapports précoces entre garçons et filles du même âge. La chose est rare en France.

On peut encore admettre que la blennorragie a été contractée par le séjour dans un lit dont les draps ont été souillés récemment, comme par exemple quand l'enfant couche dans le même lit qu'une personne atteinte.

La blennorragie du petit garçon est plus longue à se déclarer mais elle présente les mêmes caractère que celle de l'adulte. L'évolution est la même et elle peut se transformer en chaudepisse chronique avec goutte militaire.

Même traitement. Pourtant on s'abstiendra de donner des doses trop fortes de remèdes à avaler.

Le sirop de térébenthine convient chez les tous jeunes enfants. Au-dessus de quatre ans, deux capsules d'Arhéol par jour. De six à quatorze ans, on peut en donner quatre.

L'urométine, le gamir, sont tout indiqués, mais on donnera des doses moitié moindres que celles de l'adulte.

Blennorragie des petites filles. — Elle est plus fréquente que celle des garçons. Les cas rapportés par les médecins, beaucoup plus nombreux qu'on peut le croire, montrent qu'il s'agit rarement d'un viol ou d'un attentat à la pudeur. Presque toujours la fillette est infectée en couchant dans le lit à côté de ses parents porteurs d'une blennorragie chronique, ou encore parce qu'elle a usé des serviettes de toilette, ou des éponges servant à toute la famille. On connaît une véritable épidémie dans un hôpital causée par une infirmière qui transportait un thermomètre, sans précautions, d'une enfant à une autre. L'histoire célèbre de l'épidémie de Posen est tout-à-fait instructive. Presque toutes les fillettes d'un pensionnat s'infectèrent

innocemment en fréquentant le même établissement de bains.

La maladie se déclare en trois ou quatre jours.
L'attention des parents est attirée par un écoulement de glaires blanches, jaunes ou vertes, abondantes et épaisses, tachant le linge et les draps,
parfois mêlé de sang en assez grande quantité.

Après lavage, l'orifice vulvo-vaginal se montre
rouge, tuméfié et même ulcéré. La douleur est
vive. On observe des formes moins violentes, peu
douloureuses, consistant en une simple douleur
avec suintement.

Il importe de soigner cette maladie car elle tend
à passer à l'état chronique, elle récidive aisément
et demande une surveillance prolongée. En pareil
cas, il ne faut pas crier inconsidérément « au
satyre » et mettre en branle les tribunaux. Le médecin sait à quel point il doit se montrer réservé,
même devant des accusations très nettes formulées
par l'enfant. On ne saurait croire à quel point des
fillettes, même très jeunes et non vicieuses,
peuvent mentir avec art.

Pour le traitement, on aura recours aux bains,
bains de siège et aux mêmes prescriptions que pour
la femme adulte. Cependant il faut penser à la présence de l'hymen qui s'oppose aux injections vaginales. On introduira en guise de canule, une sonde

en caoutchouc rouge, comme il s'en trouve dans le commerce pour sonder l'urètre des hommes.

C'est pour éviter cette maladie notamment, que les médecins et les hygiéniste recommandent avec tant d'insistance de ne pas laisser coucher les enfants dans le lit des grandes personnes et de leur donner des objets de toilette rigoureusement personnels.

Complications générales de la blennorragie communes aux deux sexes. — Je ne voudrais pas que l'on me prenne pour le docteur Tantpis : mais je suis bien forcé de tenir ma promesse, or j'ai promis de dire toute la vérité. Nous n'en avons pas fini avec les complications de la blennorragie. Je vais maintenant passer en revue les maladies dans lesquelles il faut accuser le gonocoque et qui surprendront peut-être le lecteur. Mais j'affirme que je n'exagère pas, au contraire. Il s'agit de toute une catégorie d'affections très variées qui se manifestent chez l'homme, comme chez la femme. Les unes sont locales, propagation aisée à des organes placés en voisinage ; les autres sont éloignées et causées par le transport à distance du gonocoque véhiculé par le sang et les humeurs ; enfin dans certaines circonstances, les microbes s'emparent de tout l'organisme.

Cystite blennorragique. — Tout d'abord, on comprend, si l'on se rappelle les notions d'anatomie que j'ai données en commençant, qu'il soit des plus faciles aux microbes d'émigrer dans la vessie. L'infection de la vessie est appelée *cystite*. Il y a plusieurs sortes de cystites causées par des microbes différents, mais la plus commune est celle qu'engendre le gonocoque. En général, cet accident apparaît vers la troisième ou quatrième semaine ; plus tôt même, si le sujet a inconsidérément employé des injections ou des grands lavages.

Les arthritiques y sont prédisposés, mais il n'y a pas qu'eux. Toute imprudence, fatigue, excès, refroidissement, etc..., favorise la cystite.

Tout d'abord, le malade a un besoin d'uriner vraiment extraordinaire ; il lui faut le vase toutes les heures, toutes les demi-heures, quand ce n'est pas toutes les cinq ou dix minutes. Ce besoin est surtout impérieux quand il est debout et qu'il marche. Au moment où s'écoulent les dernières gouttes d'urine, il ressent une espèce de colique locale, puis un nouveau besoin d'uriner. Cette fausse envie le pousse à des efforts douloureux, très pénibles. On est frappé par l'aspect laiteux de l'urine souvent ensanglantée ; c'est qu'il y a du pus mélangé.

La fièvre est rare, pourtant l'appétit est diminué ; le malade se sent mal à l'aise, anxieux, il ne dort pas et se montre très constipé. En général en quinze jours, avec un bon traitement, tout disparaît, mais les récidives sont très fréquentes.

Il est très rare d'observer une cystite blennorragique chronique chez les sujets jeunes. Elle est presque toujours l'apanage des vieillards et elle coïncide avec une tumeur ou des calculs. La cystite chronique est peu douloureuse ; elle se manifeste par du pus mélangé à l'urine qui dépose dans le vase sous forme d'un enduit visqueux et adhérent, de fort mauvaise odeur. Elle est tolérée longtemps et c'est toujours un symptôme sérieux qui doit laisser craindre l'infection consécutive des uretères et des reins, l'urémie et la mort.

Le diagnostic n'est pas facile.

Pour traiter les cas aigus, rien n'est plus simple : repos au lit, comme boisson du lait en abondance et pas d'autres aliments que des légumes verts ou des fruits non acides cuits ou crus, avec un doigt de pain. On pourra permettre des potages maigres à la semoule, au tapioca, au vermicelle et du bouillon de légumes. Chaque jour, un grand bain tiède d'au moins une heure ; un lavement et des cataplasmes de farine de lin en permanence sur la région de la vessie. On ne saurait se passer de médecin qui verra s'il convient de prescrire l'urométine, le gamir, le bleu de méthylène, etc...

Si les douleurs sont vives, on mettra un des suppositoires ou un lavement calmant dont j'ai donné la formule pour la salpingite. Certaines formes nécessitent des lavages de vessie ou des instillations. Par la suite, si le malade veut éviter des rechutes, il se condamnera à une vie sobre et régulière.

Néphrite gonococcique. — On dit plutôt médicalement pyélo-néphrite. L'infection d'un ou des deux reins et des conduits qui en émergent est due à tous les microbes connus, mais surtout au gonocoque. En ce cas la maladie commence par une forte fièvre avec une température de 39° à 40°. Le malade ressent des douleurs violentes sous les côtes ou dans le ventre à la hauteur du nombril, qui se propagent vers les reins et le bas-ventre. Avec cela, il y a des symptômes de grippe. Les urines sont troubles, elles déposent dans le vase. C'est une maladie particulièrement grave qui peut guérir sous l'influence d'un traitement convenable, mais qui nécessite bien souvent une intervention chirurgicale, rapide, seule ressource permettant d'empêcher une issue fatale. Il faudra garder le lit, appeler le médecin et se méfier de tout remède intempestif que celui-ci n'aura pas prescrit.

Rhumatismes blennorragiques. — Que voici donc une complication fréquente, tenace, dangereuse et qui résiste aux traitements !

Pourquoi se produit-elle ? A vrai dire, on ne sait rien, pourtant elle est la punition des imprudents.

On voit ce rhumatisme se déclarer du sixième au quinzième jour, mais aussi plus tard. Il attaque de préférence les jambes. On observe tous les degrés, de la simple douleur articulaire jusqu'à l'arthrite déformante de plusieurs jointures.

Le rhumatisme simple consiste en douleurs vagues apparaissant surtout le matin, changeant de place et persistantes, s'atténuant par la marche. A l'aspect extérieur, rien de distinct à l'articulation malade, ni gonflement, ni rougeur, ni craquement.

Il n'en est pas de même quand le rhumatisme évolue en hydarthrose. L'hydarthrose est un gonflement de l'articulation qui se remplit de liquide. Cette complication siège surtout au genou. On voit la jointure grossir mais sans être douloureuse ni produire de fièvre. L'accident est particulièrement tenace et résistant; mais après plusieurs mois il guérit.

Arthrite aiguë. — Sous cette forme, la plus fréquente, on dirait une attaque de rhumatisme articulaire franche. Il y a de la fièvre. Plusieurs articulations sont atteintes, elles paraissent rouges, gonflées, la peau qui les recouvre est tendue et elles sont douloureuses. La guérison est la règle mais il peut en résulter des raideurs et même des ankyloses.

On doit particulièrement redouter cette arthrite quand elle s'attaque à une seule articulation. La douleur est assez modérée mais elle devient intolérable au moindre contact, au moindre mouvement. La jointure atteinte est grosse, gonflée, rouge, les mouvements sont impossibles, et il y a une très forte fièvre. Cela peut guérir tout seul au bout de plusieurs semaines, en laissant un peu de raideur qui passe à la longue. Plus fréquemment, il survient, de nouvelles crises il peut même se produire une véritable tumeur blanche ; l'articulation suppure et il en résulte le plus ordinairement une raideur définitive. Le malade reste avec une jambe qui ne se pliera plus jamais. L'immobilité devient irrémédiable de six mois à un an au bout de la première atteinte.

Dans des cas, heureusement très rares, où sont survenues plusieurs crises répétées coïncidant avec de nouvelles blennorragies des organes génitaux, le rhumatisme finit par déformer les jointures, en particulier celles des mains et des pieds.

Pendant une blennorragie, fréquentes aussi sont

les douleurs dans les muscles et les tendons.

Tantôt la souffrance existe seule, tantôt elle s'accompagne de déformations et les lésions sont très rebelles à tous traitements. Signalons la douleur localisée aux talons, plus pénible dans la station debout et dans la marche que dans la position couchée. Il y a là un siège préféré du rhumatisme blennorragique qu'il n'est pas facile de faire disparaître.

On a préconisé un grand nombre de traitements; ils ont tous leur utilité et un médecin seul est qualifié pour les prescrire. En prévision de cette complication qu'il vaut mieux chercher à éviter, il faut recommander aux blennorragiques de ne pas se surmener, de fuir les coups et les refroidissements. Contre les douleurs on se trouvera bien de mettre de la teinture d'iode, des enveloppements d'ouate thermogène, des frictions à l'essence de térébenthine, auxquels on associera de trois à six comprimés, dans la journée, de 0, 50 centigrammes d'aspirine. Le repos au lit est indispensable. Bourget, de Lausanne, indique des pansements ouatés avec la pommade suivante :

Acide salicylique	10 grammes
Essence de térébenthine.	10 —
Lanoline	10 —
Axonge fraîche	80 —

(Usage externe).

Citons encore, parmi les bons remèdes : le massage bien fait, les bains de vapeur, les bains thermo-résineux, les douches chaudes, l'air chaud, etc...,etc... On enverra le malade aux eaux d'Aix ou bien à Luchon, Cauterets, Dax, Saint-Amand (Nord), Salins-Moutiers, Salies de Béarn, etc...

Contre la forme de rhumatisme attaché à une seule jointure, il est des circonstances où il faut accepter un traitement chirurgical ou bien un appareil plâtré.

Mais dans tous les cas il ne faut pas oublier qu'on ne peut obtenir de guérison sans soigner en même temps la blennorragie des organes génitaux.

Complications nerveuses. — L'infection gonococcique envahit aussi le système nerveux ; la chose est rare mais certaine. On a rapporté de véritables paralysies, des hémiplégies, des méningites, et presque toujours les malades ont succombé.

Plus fréquentes et moins graves sont les névralgies et surtout les sciatiques.

Complications vers l'œil. — Si les complications de l'oreille sont rares, ils n'en est pas de même de celles qui s'attaquent aux yeux. On appelle *ophtalmie blennorragique* les maladies de ce genre, le plus souvent dues à l'infection du globe oculaire par la faute même du malade qui transporte inconsciemment le pus de ses organes génitaux sur ses doigts souillés.

Cinq ou six heures après l'inoculation, les paupières se gonflent, rougissent et il se forme un pus jaune-verdâtre qui s'écoule avec les larmes. Il devient très difficile d'écarter les paupières grosses et collées. On se méfiera en examinant un œil ainsi frappé, car, en découvrant le globe oculaire, on peut faire jaillir du pus à une assez grande distance et nombreux sont les cas de médecins qui ont été atteints de ce fait. Les souffrances sont vives et la fièvre n'apparaît qu'assez tard. Faute de soins énergiques, en deux ou trois jours l'œil est touché, mais si l'on ne prend pas de précautions, le second succombe à son tour. Toutes les ophtalmies de ce genre ne sont pas aussi graves, mais enfin, il faut le reconnaître, on ne saurait se montrer trop prudent, à leur égard.

A côté de cet accident, on observe aussi diverses maladies de l'œil dont on ne connaît pas bien la cause, mais qui ont des caractères spéciaux que savent dépister les oculistes et qui apparaissent au cours d'une blennorragie, généralement en même temps que les crises de rhumatismes.

Il faut se soigner sans perdre de temps et je ne

crois pas qu'il vienne à l'idée d'une personne sensée
de se soigner seule. On ira donc voir le spécialiste
et on écoutera ses conseils.

En ayant cette complication à la mémoire, toute
personne atteinte de blennorragie saura qu'elle
doit se laver soigneusement les mains avec du savon
de Marseille, puis avec de l'alcool, ou de l'eau de
Cologne, chaque fois qu'elle aura dû toucher ses
organes génitaux malades. Elle fera bien en outre
de ne pas porter la main à sa figure, et surtout de
ne pas se frotter les yeux.

Complications vers la peau. — La blennorragie
s'accompagne parfois de rougeurs sur la peau,
d'eczémas, d'éruptions rappelant l'herpès, l'urti-
caire, et même ayant l'aspect de taches de sang
répandues sur l'épiderme.

Elles apparaissent en moyenne trois semaines
après le début de l'écoulement et s'accompagnent
de symptômes généraux violents qui donnent à
penser à une maladie comme la fièvre typhoïde, la
variole, la scarlatine, etc...

On a signalé aussi une maladie spéciale des
endroits où l'épiderme est épais, principalement
aux pieds où l'on voit se former une véritable couche cornée, dense, douloureuse, sous laquelle on
rencontre des ulcérations.

On a rapporté de nombreux exemples de petites poches de pus venant se former un peu au hasard à la surface de la peau, qui contenaient des gonocoques à l'examen.

Complications sur le cœur et les vaisseaux. — Il n'est pas rare que le cœur soit atteint. Le malade se sent pris de malaises et de fièvre. Il a de l'embarras gastrique ; il se plaint d'avoir le cœur serré, des palpitations et de l'essoufflement. Dans les cas bénins, tout cela guérit sans laisser de traces. Dans les cas graves, c'est une véritable fièvre typhoïde avec tous les signes d'infection grave et des complications mortelles dans les principaux organes. La mort survient en huit jours à trois semaines.

Les vaisseaux n'échappent pas aux gonocoques, les veines surtout. Les phlébites de nature gonococcique apparaissent aujourd'hui comme très fréquentes. Elles semblent peu graves mais elles exposent cependant aux embolies mortelles.

Complications pulmonaires. — Plusieurs pleurésies purulentes on été dénoncées comme contenant du gonocoque. Elles sont graves.

Il y a quelques exemples de poumons atteints, surtout sous forme d'abcès et de broncho-pneumonie. La rareté de ces complications en fait une curiosité médicale, mais qu'il est bon de connaître

Infections généralisées. — Il fallait la connaissance du microbe et le secours du microscope pour démontrer l'infection générale de l'organisme par les gonocoques, il n'y a donc pas longtemps qu'on connaît cette maladie. Elle débute par de grands accès de fièvre simulant la fièvre paludéenne. Le sujet s'anémie. Il y a quelques guérisons chez les jeunes gens mais on doit craindre une terminaison fatale.

Suites de la blennorragie. — Une fois guérie, la blennorragie ne laisse généralement pas de traces. Pourtant, chez certaines personnes, elle marque son passage par des troubles variés.

Chez l'homme, on observe des altérations de la sensibilité de la verge, fourmillements, élancements, généralement au moment des rapports sexuels. Le testicule est parfois le siège d'une véritable névralgie très pénible.

Les glandes de l'urètre, la prostate ou les testicules sont frappés d'une activité anormale. Il en résulte des écoulements plus ou moins abondants d'un liquide incolore et filant qui inquiète le malade, ou encore des pertes séminales ; lorsque celles-ci n'ont lieu que la nuit, on les guérit assez vite, mais si elles surgissent le jour, le malade est extrêmement fatigué et on le voit peu à peu s'anémier. Avec une personne intelligente et suivant strictement les traitements indiqués, on arrive à la guérison. Le meilleur remède est encore l'hydrothérapie. L'électricité est moins pratique. On devra soigner le moral qui est toujours profondément atteint.

Impuissance. — Quand un homme doit consulter un médecin parce qu'il ne peut plus avoir de rapports sexuels et qu'il reste froid, inerte devant toutes les excitations, il y a toujours lieu de soupçonner une blennorragie ancienne. Mais il n'y a pas que cette maladie qui puisse causer l'impuissance, il ne faut pas oublier les perversions et les exagérations sexuelles, pas plus que le diabète, la paralysie ou la syphilis.

L'homme, menacé d'impuissance, commence d'abord par être en proie à des érections de plus en plus fréquentes; il éjacule avec une grande rapidité avant même d'avoir introduit sa verge. Au bout de peu de temps, les érections deviennent difficiles et elles n'aboutissent qu'après des soins répétés et fort longs. Enfin l'organe ne répond plus aux désirs de son propriétaire. On a même rapporté des cas où, toutes sensations voluptueuses abolies, le malade polluait sans s'en rendre compte.

Le traitement de l'impuissance s'adresse d'abord à l'hygiène. Il faut recommander au malheureux de n'user de ses forces viriles que quand il ne peut pas faire autrement. Il devra ne pas boire d'alcool et se garder de tout surmenage physique ou moral. De longues nuits de sommeil sont nécessaires. On a noté l'influence favorable des distractions et des voyages. Le remède le plus rapide est encore l'hydrothérapie, avec des frictions sèches le long de la colonne vertébrale. L'électricité est nuisible, elle ne peut qu'aggraver les choses. Pour redonner des forces à l'organisme, les médecins prescrivent des remèdes qui sont des poisons qu'il faut savoir manier avec beaucoup de prudence : tels sont le phosphore, le phosphure de zinc, la noix vomique, la strychnine, la yohimbine, les extraits de testicules, etc. La yohimbine, remède nouveau, retiré d'un arbre de l'Afrique du Sud, semble particulièrement favorable pour provoquer l'érection. Elle se prescrit en tablettes de 5 milligrammes chacune. On commence par trois tablettes par jour, une à chaque repas. On peut augmenter progressivement jusqu'à neuf par jour, mais on ne saurait, sans danger, dépasser neuf tablettes.

Il faut absolument rejeter l'ancien remède extrait de la mouche cantharide dont l'efficacité douteuse ne compense pas les dangers réels qu'il fait courir aux reins.

Rétrécissement de l'urètre. — A la suite d'une blennorragie généralement chronique, il peut se former à la longue un rétrécissement du canal de l'urètre. Cette infection inquiète beaucoup le malade et le conduit à la neurasthénie la plus noire. Le rétrécissement se guérit par une opération chirurgicale sans danger. Beaucoup de blennorragiques anciens ont une peur injustifiée d'un rétrécissement de l'urètre. Il faut leur appliquer un traitement visant surtout à leur remonter le moral et à les convaincre qu'ils ne courent aucun risque.

Chez la femme l'appareil urinaire reste presque toujours indemne, il n'en est pas de même de son appareil génital.

Stérilité. — Nous avons vu que l'orchite double chez l'homme le condamnait à une stérilité bien souvent passagère. Chez la femme, le gonocoque aboutit à une stérilité plus grave. Dans la majorité des cas, la malade reste à peu près infirme avec des douleurs dans le ventre à chaque apparition des règles, ou à la moindre fatigue. Elles ne peuvent avoir d'enfants pour la plupart, parce que leur trompe sont oblitérées et que l'utérus est dévié.

Par l'hydrothérapie, le massage, un traitement
dans les stations thermales, et quelques interven-
tions chirurgicales anodines, on arrive à des guérisons très belles, mais tous ces soins doivent être
dirigés par un médecin, toujours le même, qui
pourra au besoin faire appel au concours de plusieurs spécialistes, Il restera le directeur principal,
un peu comme un juge d'instruction qui conserve
la direction d'une affaire à éclaircir tout en demandant les avis de tous les experts qu'il estime
nécessaires.

Nous avons montré succinctement les ravages de
la blennorragie, on voit que c'est une maladie
redoutable mais qui guérit si l'on veut bien. On a
proposé un vaccin anti-gonococcique. Les résultats ne sont pas concluants. A côté de succès
indéniables il y a eu des échecs. La méthode ne
semble pas au point, mais elle ouvre pour l'avenir
les plus consolantes perspectives.

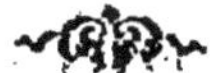

CHAPITRE IX

Syphilis

L'origine de la syphilis est fort discutée. On admettait que nous devions cette maladie à la découverte de l'Amérique. Les marins de Christophe Colomb l'auraient rapportée du Nouveau-Monde et transmise à certaines beautés faciles de la ville de Gênes qui seraient devenues les agents de dissémination. C'est la raison pour laquelle, la syphilis fut longtemps appelée *mal napolitain.* Mais des fouilles récentes, ont mis à jour des squelettes humains des temps préhistoriques, sur lesquels on a cru trouver des traces de lésions syphilitiques.

Le mal serait donc fort ancien et rien ne prouve, en effet, qu'il n'ait pas été méconnu et confondu avec d'autres maladies, la lèpre par exemple, avant l'époque où son apparition en Europe est admise.

La syphilis est un des types les plus achevés de ces maladies protées qui revêtent tour à tour les formes les plus trompeuses et les plus dissemblables en apparence. Elle emprunte tous les aspects connus, défie toute description, intéresse toutes les branches de la médecine, à tel point que lorsque le médecin se trouve en présence d'un cas étrange, résistant à toutes les thérapeutiques connues, déjouant les plus savantes hypothèses, les plus minutieuses recherches, il pense toujours à la syphilis et quatre-vingt-dix fois sur cent, il tombe juste.

Beaucoup de médecins avisés n'ont dû leur réputation d'homme savant, habile à guérir, que parce qu'ils ont pensé à la syphilis devant les échecs de leurs précédents confrères.

En 1905, Schaudinn découvrit le microbe, agent de la maladie et qu'il appela le *tréponème pâle*. Cette découverte capitale, trancha les dernières discussions et aujourd'hui, on est à même de rechercher le tréponème dans le sang et d'établir un diagnostic avec la rigueur scientifique voulue.

La syphilis n'est pas autre chose que l'infection généralisée de l'organisme par le tréponème. Ce microbe est un protozoaire, un animal microscopiqué, analogue aux hématozoaires du paludisme et trypanozomes de la maladie du sommeil. Noguchi, en 1912, est parvenu à l'isoler et à le cultiver dans des tubes contenant des bouillons de culture. Ce microbe a été si difficile à découvrir parce qu'il est très petit, très mince, et qu'il ne se laisse pas colorer facilement. Il faut l'examiner à l'ultra-microscope. On le recherche en général dans le pus prélevé sur les ulcérations syphilitiques ou dans le sang et on l'examine vivant ou on le colore avec des procédés spéciaux. Vivant, il apparaît à l'objectif sur fond noir, sous forme de filaments en tire-bouchon, doués de mouvements assez lents ayant l'aspect d'un ruban brillant ondulé.

On peut l'inoculer au singe.

La syphilis, comme toute infection, présente des formes légères et des formes graves, selon la nature du parasite, sa virulence et la force de résistance du sujet infecté.

Elle est particulièrement redoutable parce qu'après la tuberculose, elle est la plus sournoise de toutes les infections connues. Alors que le public s'imagine qu'elle représente un mal affreux, à lésions terriblement graves et douloureuses, en réalité, elle est à peine sensible, tout au moins à son apparition, à tel point qu'il y a un nombre incalculable de gens qui ont la syphilis sans le savoir.

La syphilis n'est pas douloureuse, et ses symptômes du début peuvent disparaître seuls, sans aucun traitement, en donnant à croire à une apparence de guérison, laissant sans inquiétudes des gens dont le sang est profondément infecté.

Et c'est bien là le grand danger. L'accident primitif est bien souvent très minime, à peu près indolore; il disparaît et la maladie va sommeiller parfois longtemps : des dix, quinze, vingt ans, sans signaler sa présence, ou en faisant des poussées très inconstantes de menus accidents, très souvent dédaignés des malades, jusqu'au jour où, tel un feu qui a couvé sous les cendres, elle éclate brusquement, impitoyable, tragique, en un incendie que l'on ne peut plus arrêter.

Que de fois, n'ai-je pas surpris l'incrédulité dans le regard d'un malade auquel je croyais devoir affirmer qu'il était syphilitique! — « Ça la syphilis? Allons donc », me disait-on parfois. « Je serais bien plus malade que cela! » Et je comprenais dès lors ce qu'on n'osait pas me dire, on pensait que je cherchais un effet de terreur. C'est à peine si l'on ne m'accusait pas de vouloir exploiter un client en lui proposant une série de piqûres coûteuses.

Répétons-le, oui les accidents syphilitiques initiaux disparaissent sans traitement. N'y eût-il pas jadis, à la Salpêtrière, un maître qui croyait guérir ses syphilitiques par la suralimentation seule?

Visant un but excellent, les propagandistes se sont multipliés et dans leur désir d'inspirer la crainte de ce mal vraiment-redoutable, ils ont poussé trop loin l'horreur des descriptions et dépassé l'objectif.

J'affirme d'une manière absolument formelle, d'après les enseignements de nos maîtres et d'après mon expérience personnelle que la syphilis est une des rares maladies contre laquelle le médecin soit puissamment armé. Tout malade qui se soigne à temps et avec persévérance guérit. Mais il doit être convaincu que la guérison ne s'obtient qu'après une cure de longue durée. En outre, étant donné le terrible adversaire, la prudence conseille de ne jamais abandonner complètement tout traitement et de se résigner à des soins très faciles mais qui devront durer toute la vie.

Comment se présente donc cette syphilis? que les gens du commun appellent la *vérole* et les gens distingués l'*avarie*?

Voici un malade qui vient trouver son médecin. Je suppose que ce malade est un homme intelligent qui connaît la valeur d'une visite médicale dès le moindre symptôme suspect. Il s'est aperçu que depuis quelques jours, il avait un petit bouton, un rien, un bobo, sur les organes génitaux, on dirait qu'il s'est écorché. La chose n'est pas gênante, pas douloureuse, mais elle ne semble pas vouloir guérir malgré les bains, lavages ou pommades, préconisés par le pharmacien qu'on a, bien entendu, consulté au préalable.

Ce bon pharmacien qui vit au milieu de ses bocaux remplis de drogues, doit bien tout de même connaître quelque chose aux maladies; il n'a jamais fait d'études, ni jamais vu de malades, mais personne n'est meilleur juge que soi-même de ce qu'il ressent. N'est-il pas vrai? Voilà pourquoi, le pharmacien requis d'appliquer un remède au mal dénoncé, donnera toujours sans hésiter une potion ou une pommade; c'est l'affaire d'un coup d'œil, une décision d'une seconde, tandis que le médecin qui a passé sa vie à étudier malades et maladies, mettra peut-être une demi-heure, une heure et même plusieurs jours, avant de prescrire un traitement.

Contrairement au pharmacien, le médecin va demander au malade à voir la lésion accusée.

Aujourd'hui, il n'est plus permis de se contenter d'une inspection superficielle pour affirmer un diagnostic aussi grave que celui de syphilis, cependant l'enquête garde toujours la première place.

Le bobo dont il s'agit est, à n'en pas douter un chancre syphilitique, c'est-à-dire, que c'est une érosion, une ulcération superficielle limitée par des bords épais, en couronne régulière, de couleur rouge sombre comme si une blessure à l'emporte-pièce avait enlevé un fragment de peau.

Le fond du chancre est irrégulier, comme couvert de granulations. Si vous saisissez le mal et la peau saine qui l'environne, entre le pouce et l'index et si vous pressez légèrement, il vous semble que ce chancre repose sur une base résistante, parcheminée. La pression ne fait pas sortir de pus mais un très léger suintement. Si la lésion est sur la peau, elle peut-être recouverte d'une croûte jaunâtre, résistante, qu'il suffit d'arracher pour trouver cet aspect caractéristique que je viens de décrire. Bien que, le plus souvent, il n'y ait qu'un seul chancre à la fois, ne vous y trompez pas, il peut fort bien survenir deux et même plusieurs chancres.

Lorsqu'on examine les régions avoisinantes, on reconnaît de petites glandes dures que l'on sent rouler sous le doigt comme des billes, des pois. En général, il y en a une plus grosse que les autres, mais elle dépasse rarement le volume d'une noisette, c'est tout pour commencer, pas de rougeur de la peau autour de la lésion, pas de menace d'abcès. Allez donc convaincre votre malade après cela que ce soit là l'horrible et dangereuse syphilis?

La question se complique car si le chancre siège souvent sur les organes génitaux, bien souvent aussi, on le rencontre dans les endroits les plus imprévus, à la figure, au cou, au doigt, au sein, à la bouche,... le chancre syphilitique peut survenir sur n'importe quel point du corps, en rapport avec le milieu extérieur, sur la peau comme sur les muqueuses. Aussi, toute ulcération non douloureuse, à évolution lente, paresseuse, doit faire songer à la syphilis, quels que soient l'âge, le sexe, et la condition sociale du malade.

Certes, la syphilis est une maladie vénérienne qui se transmet au cours des rapports sexuels, mais combien de fois frappe-t-elle d'innocentes victimes en dehors de tout contact amoureux!

Tout peut transmettre la syphilis, elle peut atteindre tout le monde, hommes, femmes, vierges, enfants; tout lui sert de moyens de transmission.

Les observations les plus suggestives se sont accumulées et nous n'avons que l'embarras du choix.

Fournier a pu dire que c'était la *moins véné-*

rienne des maladies vénériennes. On peut admettre que neuf à dix pour cent des malades de ce genre, sont devenus syphilitiques sans avoir eu le moindre rapport sexuel.

Tout d'abord, on connaît des cas de médecins, d'infirmiers, de sage-femmes, de gens en contact avec les malades, contaminés par une souillure d'un doigt ou le contact d'un objet souillé de virus syphilitique. Le chancre syphilitique du doigt est très fréquent. Il suffit de se faire une piqûre ou d'avoir une infime crevasse, une de ces envies que l'on arrache autour de l'ongle, pour ouvrir une porte d'entrée au tréponème.

Les syphilitiques en période d'accidents sont terriblement contagieux ; leur sang, leurs humeurs, leur salive peuvent infecter directement une personne venant à leur voisinage ou des objets à leur usage qui, servant ensuite à des personnes saines, transmettent la maladie.

C'est ainsi qu'en éternuant, un syphilitique ira provoquer, au visage d'un voisin, l'apparition d'un chancre. Un médecin, après avoir examiné des malades, risque de s'inoculer si, oublieux de toute précaution, il se gratte inconsciemment quelque petit bouton sur la figure ou se frotte l'œil.

Un professeur de la Faculté de Paris, mort depuis longtemps, était devenu syphilitique en recevant en pleine figure un peu de salive d'un malade dont il cautérisait la gorge.

Le professeur Fournier rapporte de nombreuses histoires de personnes ayant contracté un chancre de l'amygdale ou des lèvres pour avoir mâchonné un porte-plume, un crayon, un coupe-papier en bois dont des syphilitiques avaient usé auparavant.

C'est à cause des dangers de transmission du virus que l'on voit maintenant les médecins chargés de pratiquer la vaccination, se servir de vaccin en tube, changer d'instrument à chaque sujet et ne plus jamais faire la vaccination, jadis en honneur, de la vésicule d'un homme à un autre patient.

Il y eu jadis à Berlin dix-neuf personnes contaminées par une vaccination de bras à bras; ailleurs il y en eut vingt-cinq. On a relevé de véritables épidémies qui ont disparu actuellement avec les précautions que l'on sait prendre.

Les médecins savent qu'ils ne doivent pas examiner leur malade sans avoir des mains très propres, et même il en est bien peu à l'heure actuelle qui n'emploient des gants de caoutchouc. Ces gants sont une précieuse garantie et contre l'infection du médecin par le malade, et contre l'infection du malade par le médecin. On connaît l'histoire rapportée par Dunkan Burkley d'une épidémie provoquée par l'imprudence d'une sage-femme dont le doigt, atteint d'ulcérations syphilitiques, contamina quarante et une personne : trente femmes, neuf maris, et deux enfants.

Les Israélites et les Musulmans doivent subir l'opération rituelle de la circoncision, qui est, comme on le sait, la suppression du prépuce. L'ancien rite imposait aux Rabbins ou mohel de sucer la plaie pour étancher le sang. Nombreux furent les opérateurs et les opérés qui contractèrent ainsi la syphilis.

L'opération du percement du lobule de l'oreille pratiquée par des bijoutiers pour permettre le port de ces boucles dont bien des femmes tirent orgueil, a pu être accusée sans aucune erreur. Il s'agit en général de fillettes et le mal est transmis par le poinçon que l'opérateur tient entre ses lèvres ou ses dents pendant qu'il dispose ses préparatifs.

Il en est de même pour le tatouage.

Les nourrices qui ont trop de lait, ont quelquefois l'habitude de se faire téter par une voisine; ou bien encore les jeunes mères à leur première grossesse pour se façonner le bout des seins ou encore un nourrisson ayant hérité de la syphilis de ses parents; en voilà plus qu'il n'en faut pour causer des chancres sur les seins. Le professeur

Fournier a rapporté l'histoire d'une nourrice qui avait un chancre sur le mamelon. Elle transmit d'abord sa maladie à l'enfant qui lui était confié, celui-ci la communiqua à sa mère, à sa grand-mère, à deux très jeunes bonnes, encore vierges, qui ne cessaient de l'embrasser. Puis la mère affecta son mari, elle redevint enceinte et avorta.

A Campistrello, en Italie, une nourrice contagionna un enfant. Celui-ci confié à d'autres nourrices répandit le mal. Les nourrices allaitèrent d'autres enfants, des mères furent atteintes qui transmirent la syphilis à leur mari. On put relever, sans erreur, jusqu'à trois cents contaminations par ce fait.

Le baiser est une cause fréquente de contagion. Le baiser des amoureux, baiser sur la bouche est particulièrement dangereux et il n'est pas besoin de rapports sexuels pour contracter ainsi la maladie. Les cas de transmission de ce genre se comptent par milliers. Le docteur Guiard rapporte le fait d'une demoiselle fort jolie et très coquette, d'un esprit cultivé, qui n'avait pu trouver de mari faute de dot. Vers l'âge de trente-cinq ans, elle eut, en voyage, un flirt avec un Levantin séduisant. Elle ne se donna jamais à lui, mais lui accorda un baiser sur la bouche. Quelques semaines plus tard, il lui vint un chancre à la lèvre et elle fit des accidents très graves.

La contagion est tout aussi redoutable lorsque le baiser porte ailleurs que sur la bouche, sur l'œil, sur l'oreille, sur le sein, etc...

Des observations sérieuses, ont rapporté des chancres syphilitiques inoculés par les baisers sur la ligne médiane, la raie qui sépare les cheveux, sur le cou, sur la face interne de la cuisse, sur le dos de la main, sur le pied et même, tant peúvent être bizarrés les aberrations de l'instinct amoureux, sur le pourtour de l'anus et des organes génitaux.

Le baiser familial, baiser d'amitié et même le baiser sur la main par hommage de respect, comptent également leurs victimes. Une mère sort de l'hôpital, de la Maternité, avec son bébé parfaitement sain; on lui recommande de ne pas l'embrasser parce qu'elle est syphilitique. Sept mois après son enfant porte un chancre au menton. Un enfant syphilitique de vingt-deux mois transmet un chancre induré à la joue de sa sœur âgée de six ans; une bonne d'enfant donne un chancre au cou d'un enfant de vingt-deux mois; un petit garçon de six mois reçoit la syphilis avec les baisers d'une fillette de son âge.

Le baiser d'une personne étrangère est souvent l'origine d'une transmission. C'est pourquoi il est tant recommandé de ne pas laisser embrasser les enfants.

Fournier a vu, à Paris, un bébé contaminé qui transmit par la suite sa maladie à ses deux sœurs, à ses deux frères et à sa grand'mère. L'enquête minutieuse prouva qu'il avait été atteint par un commis de la maison porteur de plaques muqueuses dans la bouche et que ses parents avaient poussé à l'embrasser pour « dire bonjour au Monsieur ».

Le profeseur Fournier raconte encore l'histoire authentique suivante :

— Quatre semaines après le jour de ses noces, une jeune mariée des plus honorables est atteinte d'un chancre sur la joue; on suspecte le mari. Les choses tournaient au tragique quand l'examen médical vint démontrer que celui-ci était absolument indemne. L'enquête prouva que la contagion avait été apportée par un étranger au cours des baisers que l'usage fait échanger pendant le défilé traditionnel à la sacristie.

La morsure est aussi un mode de transmission. C'est en général au cours d'une rixe que des individus mordus par un adversaire vont présenter par la suite un chancre sur la trace de la morsure. Mais on sait aussi que certains transports amoureux poussent à mordre dans une crise de passion.

Il y a encore des gens qui ont la sale habitude de sucer ou de lécher une plaie.

Plusieurs chancres ont été relatés du fait de cette pratique.

La salive des syphilitiques, projetée par la toux ou déposée sur divers objets, n'est pas moins dangereuse. On cite par exemple les cas suivants : Une jeune femme qui contracte un chancre à la lèvre en goûtant aux ragoûts avec la cuillère dont sa cuisinière faisait usage; des enfants atteints parce que leur nourrice goûtaient la cuillère de leur potage avant de la leur faire manger; des biberons, des verres, des fourchettes, des gobelets, des quarts de soldats, des timbales de fontaines Wallace, des bouteilles, des brosses à dents, des embouchures de pipes, tout est bon au virus syphilitique. Il y a de nombreux cas de chancre aux lèvres contractés par le baiser de l'icône à l'église, de la patène, du crucifix, du pied de Saint Pierre, etc...

Certains joujoux remplissent le même rôle; trompettes, flûtes, sifflets. Des conducteurs d'omnibus des garçons de café, des commerçants ont été contaminés pour avoir mis des pièces de monnaie dans leur bouche. Les tapissiers et les emballeurs, qui serrent leurs clous entre les lèvres, ont été infectés parce que ces clous avaient été tenus auparavant dans la bouche d'ouvriers malades. Il y a des cas de contagion par des bonbons, des boules de

gomme, des sucres d'orge, sucés par plusieurs personnes tour à tour.

Comme la pipe, les cigares et les cigarettes
comptent leurs victimes. Voici par exemple un
collégien désireux de faire ses premières armes
qui pénètre dans une brasserie du quartier latin.
Une nymphe de l'établissement veut lui faire fumer
sa première cigarette, par désir de lui donner une
éducation complète; il s'y refuse, mais la femme
en prend une, l'allume en tire quelques bouffées et
la lui tend en disant : « Maintenant qu'elle a tou-
« ché mes lèvres, vous n'oserez pas refuser j'es-
« père! » Ce geste romanesque décide l'enfant.
Quatre semaines plus tard, sans autre contact, il
avait un chancre à la lèvre inférieure.

Une jeune fille présente la même lésion pour
avoir fumé un cigare qu'elle avait pris par jeu de la
bouche d'un de ses cousins.

C'est à cause des risques de ce genre que les
médecins ne veulent pas permettre qu'un nourrisson syphilitique soit allaité par une nourrice saine.

Je pourrais multiplier les exemples, mais il me
semble qu'en voilà assez pour démontrer l'extrême
contagion de la syphilis.

La Société de Prophylaxie, qui se compose de
médecins éminents, de juristes, et de philantropes
éclairés, a voté un certain nombre de vœux concer-

nant les mesures à prendre pour protéger les personnes saines et surtout les nourrices et les enfants. Ces vœux ont été portés à l'attention du Gouvernement. Or, il est malheureux de constater que depuis cette époque, c'est-à-dire depuis 1905 environ, rien n'a été fait pour protéger le public, pas plus que pour l'instruire.

Sans vivre dans la crainte perpétuelle du virus syphilitique, il convient pourtant d'être sur ses gardes, surtout depuis cette guerre où le nombre des syphilitiques s'est accru dans des proportions formidables. Les statistiques les plus optimistes signalent qu'il existe actuellement une moyenne de un syphilitique pour six adultes des deux sexes. Ainsi donc, méfiez-vous. Tout à l'heure je donnerai quelques conseils pour éviter les maladies vénériennes, mais rappelez-vous, dès maintenant, que tout peut servir à transmettre la maladie : les pièces de pansements, les canules d'irrigateurs, les masques de carnaval, les serviettes de toilette, les éponges, les mouchoirs, les baignoires, les linges de bains, les gants de crin, les linges de corps, pièces de literie, draps, oreillers et couvertures, les vêtements achetés d'occasion ou empruntés, le linge raccommodé, les rasoirs, les ciseaux du coiffeur, les sièges des cabinets.

Les parasites de l'homme, la gale, les puces, peuvent transmettre les tréponèmes.

Le chancre représente donc l'accident primitif, le siège initial de la maladie.

Sitôt que les tréponèmes ont pénétré dans le sang, ils envahissent le corps humain et provoquent une série de symptômes que, depuis Fournier, on distingue en accidents secondaires et en accidents tertiaires.

Accidents secondaires. — Les accidents secondaires sont plus apparents. Si le chancre passe souvent inaperçu, surtout chez les femmes où il faut aller le chercher parfois au fond d'un des replis du vagin, les accidents secondaires, par leurs caractères mêmes, risquent de mieux attirer l'attention du sujet, et cependant il est possible qu'ils soient très peu marqués et que personne n'y prenne garde. Presque toujours ils surgissent pendant que le chancre est en cours d'évolution, mais ce n'est pas une règle et la présence de ces accidents, sans la concordance d'un chancre, prouve tout simplement que ce dernier a disparu.

Tout d'abord c'est : la *roséole syphilitique.* Il s'agit d'une éruption plus ou moins étendue sans siège particulier envahissant tout le corps ou affectant seulement le visage, le cou, ou la poitrine ou le ventre. La peau, en ce cas, est teintée de taches roses, de la couleur de la chair de saumon ou de maigre de jambon d'York. Elles forment quelques menus points clairsemés, ou des placards étendus. Tantôt ce sont de petites maculatures plus sombres, comme des *boutons de sang*, peu nombreux qui ont tendance à envahir le front ou le cou, formant ainsi ce qu'on appelle le *diadème de Vénus, ou le collier de Vénus*. Ces boutons disparaissent d'eux-mêmes, en laissant, presque toujours, à leur place, des taches bistre-clair, couleur café au lait, tranchant sur la peau blanche et ayant une fâcheuse tendance à persister.

En même temps, les cheveux tombent, c'est ce qu'on appelle l'*alopécie*. Les cheveux s'en vont en masse, ils prennent un aspect terne puis laissent des plaques de cuir chevelu dénudées comme des clairières à nu, au milieu d'un gazon touffu. On les arrache avec la plus grande facilité, par pincées, sans douleur. On dirait la pelade mais il y a une différence capitale. Dans la pelade, la peau est blanche et brillante comme de l'ivoire, on n'y voit pas la moindre trace de poils. Dans l'alopécie syphilitique, encore appelée *alopécie en clairière*, la peau est terne et parsemée d'infimes points noirs représentant des cheveux qui ne demandent qu'à repousser.

La syphilis provoque aussi la chute momentanée des sourcils, des cils et de la barbe. Sous l'influence du traitement, et même sans aucun traitement, l'accident disparaît et les cheveux repoussent. Ce symptôme fait la fortune des charlatans qui vendent des drogues mystérieuses prétendant avoir la vertu de faire repousser les cheveux.

Ce n'est pas tout, on classe parmi les accidents de la période secondaire les plaques muqueuses.

Voilà la lésion que l'on peut accuser comme la grande coupable de la transmission. Les plaques muqueuses sont des érosions superficielles ou peu profondes, ce que le public appelle des aphtes, ou quelquefois des fissures assez douloureuses que la moindre acidité irrite. Elles siègent partout où il existe des muqueuses, sur les organes génitaux de la femme et à la face interne des joues principalement. Elles apparaissent, elles disparaissent sans cause apparente. On ne les voit plus pendant des périodes assez longues, puis elles reviennent. Elles sont faciles à reconnaître avec leur fond rouge foncé et leurs bords généralement blanchâtres, nacrés, sous forme d'un liseré circulaire.

Les fumeurs syphilitiques en ont presque tous.

Accident secondaire est le *psoriasis*. Sous ce nom on désigne une affection de la peau siégeant principalement aux coudes, aux genoux, à la paume de la main, ou à la plante des pieds; en placards plus ou moins étendus; c'est une éruption spéciale qui a pour, caractère de couvrir l'épiderme de petites taches en relief couvertes de pellicules blanches nacrées, reposant sur un fond rouge, et donnant tout à fait l'impression de taches de bougie.

Le psoriasis n'est pas toujours syphilitique. Il importe de s'en souvenir, c'est souvent une maladie dont les causes nous échappent. On sait qu'il peut se produire chez les arthritiques et chez les tuberculeux, et dans d'autres circonstances inconnues.

Il doit faire songer à la syphilis, il n'est pas suffisant à lui seul pour faire ce diagnostic.

Ceci s'applique à la plupart des maladies de peau.

Les manifestations symptomatiques du tréponème sur la peau sont si fréquentes et si dissemblables, que les spécialistes pensent toujours en premier à cette infection devant toute dermatose.

Même quand un autre diagnostic a déjà été porté, ils recherchent la syphilis ou la syphilis héréditaire, tant cette maladie est fréquente et prend des aspects différents. Ce diagnostic est, pourrait-on dire, plutôt favorable car le traitement de la maladie est bien connu et les résultats sont satisfaisants. Bien des soi-disant lupus de la face qui ont déjà détruit la lèvre et le nez auraient été enrayés net dans leur marche, si le traitement mercuriel leur avait été appliqué.

La syphilis, à la période secondaire, peut guérir sans aucun traitement, tout au moins en apparence, et l'infection principale va sommeiller pendant des années.

Guiard cite un cas qui a subi une recrudescence après soixante et un ans de guérison apparente.

Mais, dans la grande généralité, il est rare que la maladie ne signale pas sa présence par quelques symptômes plus ou moins marqués. C'est ainsi qu'on observera la chute répétée d'un ou plusieurs ongles; des angines ou des laryngites qui n'en finissent pas ; des maux de tête tenaces surtout la nuit, des rougeurs de l'œil, une surdité inexplicable et subite. Ou bien, il y aura des signes de troubles du foie, des menaces du côté du cœur. On a coutume de dire que la syphilis *lèche les artères*; beaucoup de maladies des vaisseaux lui sont imputables.

Mais de tous les appareils de l'organisme, celui pour lequel les tréponèmes pâles de Schaudinn semblent marquer une préférence, peut-être encore plus que la peau, c'est le système nerveux.

Alors que la neuro-psychiâtrie commence à peine à sortir de l'enfance, les premiers résultats et les plus nets ont été la découverte de l'origine syphilitique de la plupart des maladies qu'elle étudie et leur guérison par le traitement classique.

En grande majorité, les paralysies, l'ataxie, l'hémiplégie, l'apoplexie, la folie, ont la même cause commune : la syphilis.

Si le médecin ne se trompe pas et sait faire un diagnostic précoce, le traitement appliqué à temps donne les plus beaux résultats.

Que ce soit à sa période secondaire ou tertiaire, l'infection s'attaque indifféremment, sans exception, à tous les appareils de l'organisme.

Par période tertiaire, on entend le dernier stade d'évolution de la maladie où se produisent les délabrements les plus graves.

La lésion caractéristique de la période tertiaire est représentée par la *gomme*.

Les gommes constituent des amas de tissus dégénérés, plus ou moins durs, sclérosés, qui subissent des altérations de plus en plus profondes, jusqu'à une fonte véritable, comparable à la fonte caséeuse des lésions tuberculeuses, et entraînant des nécroses, des destructions partielles, définitives. Dans des cas heureux, la gomme donne place à un tissu cicatriciel.

La formation de la gomme est encore sujette à discussions. Il semble que toutes les lésions syphilitiques secondaires ou tertiaires dépendent d'altérations des vaisseaux sanguins.

Sous l'influence des gommes les chairs et les os sont lentement rongés. C'est alors qu'on voit des altérations qui donnent raison au public et font vraiment penser à une sorte de pourriture lente, circonscrite, gangrénant certaines parties d'un homme en vie. C'est le nez qui s'affaisse comme une lorgnette que l'on replie, c'est la voûte du palais qui se perfore, et va ouvrir une communication permanente avec le nez; ce sont les os qui deviennent si fragiles que le malade se casse spontanément un ou plusieurs membres, rien qu'en voulant faire un geste ordinaire; ou bien le poumon, le foie, le rein, l'estomac, le cœur, le cerveau, les grosses artères, etc., subissent des dégénérescences irrémédiables.

La gomme, par le traitement, peut-être enrayée dans son évolution; on parvient à arrêter ses dégâts mais il est impossible de réparer les brèches qu'elle a faites. D'ailleurs, dans la grande majorité des cas, les malades qui atteignent cette période sont impardonnables. Avec nos connaissances actuelles, si les gens étaient raisonnables et consentaient à suivre des soins sérieux on ne devrait presque jamais voir de gomme.

Un diagnostic précoce étant de la plus grande importance, comment y parvient-on?

A l'aspect seul des lésions observées, d'après les signes cliniques il est toujours délicat de se prononcer dans des circonstancee aussi graves. Nous avons aujourd'hui l'aide précieuse du laboratoire avec ses réactifs et son microscope.

On recherche la syphilis par examen direct du sang et des sérosités recueillies sur le chancre lorsqu'il existe.

A une période plus éloignée, ou chez des hérédo-syphilitiques, on doit dépister les microbes dans le liquide céphalo-rachidien.

On appelle de ce nom un liquide semblable à de l'eau pure qui baigne, à l'intérieur du crâne et de la colonne vertébrale, le cerveau et la moelle épinière. A vrai dire, ce n'est pas les tréponemes que l'on recherche, on ne les trouverait d'ailleurs qu'à grand'peine, mais au microscope on peut constater une proportion aujourd'hui déterminée, d'éléments normaux, donc un rapport donné qui correspond avec l'état de santé ou l'infection syphilitique.

S'il y a des plaques muqueuses, ou des lésions de la peau, on peut retrouver les tréponèmes dans les humeurs que l'on récolte en les grattant avec une petite spatule.

Enfin, on a un certain nombre de moyens de recherche basés sur des réactions du sang prélevé dans la veine d'un malade.

Réaction de Wassermann. — Voici quelques années qu'il fut fait grand bruit autour de la réaction de Wassermann. On a cru posséder un procédé infaillible pour reconnaître s'il y avait syphilis et si cette syphilis était guérie.

Cette réaction, baptisée d'un nom allemand, était le résultat des magnifiques travaux de Bordet et Gengou.

Ces savants avaient déterminé que si l'on met en présence, dans des tubes d'analyse, en verre, des microbes, des cellules ou simplement des globules, par des réactions préalables, en un mot (pour employer le langage technique) si l'on mélange un *anticorps*, et un *antigène*, l'antigène est détruit.

Mais l'anticorps ne peut détruire l'antigène que si ce dernier a subi tout d'abord l'action d'une substance *sensibilisatrice* ou *fixateur* qui se fixe sur l'antigène et le prépare à subir l'action d'une autre substance, l'*alexine* ou *complément* qui le détruit.

L'alexine est, si l'on veut, comme une sorte d'acide violent, détruisant indifféremment n'importe quel antigène, mais à condition que l'antigène ait été décapé par une sensibilisatrice. Or, ces sensibilisatrices sont innombrables puisque chaque antigène exige une sensibilisatrice spéciale.

Donc, du moment qu'un sérum détruit un antigène quelconque, c'est qu'il contient de l'alexine mais surtout la sensibilisatrice voulue.

Si l'on connaît la nature de la sensibilisatrice employée, il est facile de déterminer celle de l'antigène puisque, je le répète, l'alexine ou complément ne peut se fixer sur l'antigène que si la sensibilisatrice nécessaire existe, celle-là précisément et pas une autre.

On voit qu'avec une telle réaction, on peut diagnostiquer la nature de l'antigène, si cet antigène est un microbe ou un sérum de malade, et par là obtenir la certitude qu'il s'agit bien de la maladie qu'on soupçonnait.

Lorsqu'on veut examiner du sang, la réaction peut s'apprécier à l'œil nu.

Le sang, on le sait peut-être, se compose d'un liquide : le sérum, mélangé à un grand nombre de corpuscules microscopiques, différents, les uns incolores qui sont les globules blancs, et les autres colorés en rouge qui sont les hématies ou globules rouges.

Si les globules rouges sont détruits, ce qui arrive dans certaines maladies, ils laissent échapper leur matière colorante.

Recueillons dans un tube à expérience quelques gouttes de sang d'une personne. Attendons quelques instants. Nous verrons le sang se coaguler, former un caillot, et peu à peu, nous aurons dans notre tube une couche de substance épaisse, solide, brune occupant le fond, surmontée d'un liquide jaunâtre.

Supposons que nous avons mis du liquide pour la réaction obtenue en prenant le sérum préparé pour la syphilis.

Si le sang que nous avons examiné n'est pas celui d'un syphilitique, la sensibilisatrice manquant, il n'y aura pas de réaction et on observera un caillot solide surmonté de sérum limpide. Par conséquent la réaction est négative et la réponse sera non.

Si le sang examiné est syphilitique, il contiendra la sensibilisatrice et l'alexine attaquera les globules rouges, les détruira, les poussera à laisser échapper leur substance colorante, enfin, dans notre tube nous verrons un caillot plus ou moins gros mais le sérum superficiel sera coloré en rouge. En pareil cas la réaction est positive et la réponse est oui, le malade est syphilitique.

Exposée ainsi, cette réaction de Wassermann paraît toute simple mais, en pratique, il n'en est pas de même. Nous touchons là à des découvertes les plus récentes, et à une série de problèmes très compliqués.

Sur ces principes Widal et Le Sourd avaient, auparavant, mis au point une réaction précieuse pour diagnostiquer la fièvre typhoïde.

Pour la syphilis, Wassermann a attaché son nom à la méthode en question. Il a eu l'idée, digne d'un ténébreux alchimiste du moyen âge, de remplacer la culture des tréponèmes de Schaudinn que personne n'a encore pu obtenir, par un extrait de foie de fœtus mort-né issu de parents syphilitiques, broyé, desséché, mis en poudre, et délayé dans l'alcool.

La technique de cette réaction est très délicate; Levaditi l'a simplifiée.

Malheureusement, après une vogue justifiée, la méthode de Wassermann ne tarda pas à montrer le point faible. Aujourd'hui on tend à l'abandonner et il est fort probable que, par la suite, elle restera dans l'histoire médicale, à titre de curiosité.

Dans la pratique elle s'est montrée très capricieuse, et il ne viendrait à personne l'idée de lui accorder, maintenant, confiance.

Est-elle positive? — On a dû reconnaître que foule de maladies antérieures, la scarlatine notamment, étaient capables de fournir une réaction positive.

Est-elle négative? — La syphilis au début ne donne pas de réaction de Wassermann (or, c'est justement à cette période qu'elle serait la plus utile) et on connaît des cas où elle se montre négative pour se manifester positive quelques mois après.

Vernes en étudiant de près la réaction est parvenu à en découvrir les lois, nullement mystérieuses, mais purement physiques et chimiques, et à expliquer pourquoi elle restait négative avec un sérum de syphilitique avéré, et pourquoi elle était positive avec un sérum simple.

Mais en vérité, je ne peux entrer dans les détails de la réaction de Vernes qui nécessiteraient des explications beaucoup trop scientifiques et trop longues pour un tel ouvrage.

La réaction de Vernes permet d'ores et déjà de trancher tous les cas douteux et s'utilise également pour rechercher le virus dans le liquide céphalo-rachidien.

Grâce à elle, on peut savoir si le traitement suivi est assez efficace ou, si les doses étant trop fortes, il dépasse le but et risque d'être dangereux.

Elle permet aussi de poser un diagnostic dès le début de l'infection et d'affirmer si la guérison est obtenue.

La réaction de Vernes qui restera négative pendant huit mois, après plusieurs examens régulièrement espacés, sera l'indice certain de la guérison.

Mais tout le monde n'est pas à même de pratiquer ces examens si, chez nous, il y a à peu près dans tous les villages, un orphéon, une fanfare, une société des pêcheurs à la ligne, ou quelque autre groupement d'importance aussi considérable, recevant des subventions du député, et du Gouvernement, par contre les laboratoires, si indispensables à la santé publique, non seulement pour la syphilis mais pour toutes les maladies les plus redoutables, existent en si minime quantité, que c'est à peu près comme s'il n'y en avait pas. On n'en trouve que dans les grandes villes et encore il n'y en a pas à foison. Des hommes capables de faire ces examens, il n'en manque pas et s'il m'est parfois arrivé de critiquer la manie des pharmaciens de donner des consultations à vue de nez, je dois reconnaître que la plupart des pharmaciens de province ont dû faire des études assez poussées pour diriger convenablement un laboratoire et il est vraiment dommage d'avoir tant travaillé pour obtenir le privilège de débiter deux sous de vaseline ou cinquante centimes d'arnica. Il y aurait mieux à faire. Il faudrait peu de choses pour établir une meilleure utilisation des hommes de science qui sont si communs en notre France qu'on n'en tient aucun compte. Je peux vous affirmer qu'il n'en est pas de même à l'étranger et, tel qui vit aujourd'hui peu considéré dans son petit trou de province, médecin ou pharmacien, serait bien étonné, s'il voyageait un peu, de voir l'estime et la considération avec lesquelles on l'accueillerait à l'étranger.

Donc il faut bien en revenir aux antiques descriptions de nos vieux maîtres qui suppléaient au manque d'instruments d'examen par un sens aigu de l'observation exacte, précise et l'étude minutieuse du malade lui-même, ce qui ne les empêchait pas d'approcher de bien près les vérités aujourd'hui reconnues.

Le chancre syphilitique, tel que je l'ai montré, est le véritable signe de certitude. Sa présence permet d'affirmer le mal, surtout s'il est accompagné d'une roséole, de chute des cheveux et aussi d'un signe dont je n'ai pas encore parlé mais qui a sa valeur et qui est une sorte d'angine rouge irritant le fond de la gorge.

Pour ces derniers signes, il faudra se méfier de ne pas confondre avec certaines fièvres éruptives qui d'ailleurs, peuvent se produire en même temps que la déclaration de la syphilis. On devra faire la différence avec des symptômes analogues comme par exemple des piqûres de puces, ou la pelade.

Le chancre syphilitique apparaît de trois à quatre semaines après le contact suspect, or nous avons vu que le chancre mou se montrait le lendemain ou le surlendemain.

Des travaux récents ont attiré l'attention sur la fréquence des chancres mixtes. On a toujours cru que le chancre simple ne pouvait pas être syphilitique. Il est en effet bien dû à un bacille spécial, mais on sait maintenant, avec certitude, qu'il offre un terrain de choix pour les tréponèmes et, plus souvent qu'on ne le croit, un chancre mou, bien caractérisé, évolue et se tranforme en chancre induré syphilitique, commencement d'une syphilis classique.

Quand le chancre induré est cicatrisé, on peut longtemps, par la suite, retrouver ses vestiges. Il laisse une sorte de petite induration locale que l'on sent en pressant la peau entre les doigts et sa place reste marquée par une tache tranchant sur l'épiderme de la région, soit plus blanche, soit brunâtre, mais qui ne trompe pas le médecin.

Pour confirmer le diagnostic, il faut, comme disait Fournier : « Tâter le pouls à la vérole ». C'est-à-dire qu'on va rechercher, en certains points du corps, la présence de petits ganglions durs, gros comme un grain de riz, ou tout au plus comme une lentille, qui roulent sous le doigt à travers la peau. On les rencontre en général aux aines, aux coudes, près de l'angle de la mâchoire et derrière l'oreille.

Lorsqu'on examine un malade dont le chancre a disparu, on l'interroge pour essayer de découvrir s'il a présenté les accidents primaires.

On s'enquête ensuite de l'existence de ces petits ganglions qui persistent très longtemps et qu'on ne confondra pas avec des réactions ganglionnaires dues à quelques menues écorchures de la peau, à des piqûres de puces ou de poux, ou à de la malpropreté.

On a souvent la possibilité de reconnaître des plaques muqueuses.

Lorsqu'il s'agit d'accidents tardifs, il est parfois très difficile d'obtenir du malade l'aveu de ces accidents primitifs, d'ailleurs fort anciens, qui peuvent avoir été oubliés.

C'est dans ces circonstances que l'on comprend l'utilité des examens de laboratoire et des réactions dont je viens de parler.

Décrire et énumérer toutes les complications imputables à la syphilis, c'est une tâche qui nécessite un ouvrage plus important que celui-ci car, en fait, la syphilis est susceptible de s'attaquer à tous nos organes, tous sans exception, et il faudrait passer en revue toute la médecine. Il est inutile de s'étendre davantage sur les dégâts qu'elle cause.

La gravité de l'infection syphilitique réside dans son extrême contagiosité.

C'est aujourd'hui une des maladies sociales par excellence qui, avec l'alcoolisme et la tuberculose, ronge l'humanité moderne, non seulement les peuples civilisés, mais encore les peuples sauvages.

La navigation a transporté les germes d'un pays à un autre et l'extrême facilité des voyages et des communications a permis au mal de se répandre sur toute la terre.

La syphilis menace toutes les familles, même les plus vertueuses et les plus dignes.

En premier lieu, d'après les quelques exemples que j'ai cités, on voit les femmes contaminées par leur mari. On connaît des cas où celui-ci se croyait guéri, où son épouse reste saine et sauve pendant longtemps, quinze, vingt ans et plus après le mariage et un jour, elle est prise, sans qu'on sache bien pourquoi, d'une syphilis qui sera d'autant plus grave qu'elle débutera chez une personne âgée.

Les accidents tardifs sont plus redoutables. Voyez le péril auquel une famille est exposée lorsque son chef est pris soudain, vers la quarantaine, de paralysie, de folie ou qu'il tombe aveugle ou sourd. Le voici, en conséquence qui, non seulement devient incapble de subvenir par son travail à la vie des siens, mais encore s'impose comme une lourde charge, source de dépenses et de soucis pour ceux qu'il devrait protéger.

L'infection syphilitique s'attaque aux sources même de la conception.

Souvent, le fœtus de parents syphilitiques meurt avant terme dans le sein maternel et voici une des causes les plus fréquentes d'avortements qui mettent en péril les jours de la mère, surtout lorsque le mort-né n'est pas immédiatement expulsé. Quand cet enfant mort reste dans l'utérus, il pourrit sur place, il *macère*, empoisonne le sang de sa mère et lorsqu'on parvient à le faire sortir il a une teinte chocolat, tacheté de plaques de gangrène ; il tombe pour ainsi dire en morceaux.

Les auteurs ont rapporté de nombreux cas, qu'on ne saurait mettre en doute, de femmes syphilitiques qui avortent à chaque grossesse : Quatre fois sur quatre (Hutinel) cinq fois sur cinq (Pinard), dix sur dix (Bar), etc...

L'enfant n'est pas infailliblement condamné et beaucoup de syphilitiques naissent bien en vie et même avec toutes les apparences d'une belle constitution et d'une robuste santé. Ce sont eux qu'on appelle des *hérodo-syphilitiques*.

On discute encore le caractère héréditaire de la plupart des maladies ; par exemple tout le monde n'admet pas que la tuberculose soit héréditaire.

Pour la syphilis, il y a unanimité. C'est une maladie qui se transmet de parents à enfants, avec des caractères bien spéciaux.

L'hérédité syphilitique peut sommeiller et se manifester tardivement, elle peut même sauter une génération, c'est-à-dire qu'un père syphilitique aura un enfant bien portant mais l'enfant de ce dernier présentera des signes d'hérédo-syphilis.

Si l'enfant malade est atteint de plaques muqueuses dans la bouche, il infectera sa nourrice : voilà une belle fille saine, de la campagne, avec un chancre sur le sein dont elle ne se méfiera peut-être pas, qu'elle prendra pour une écorchure, une crevasse et qui ira par la suite, comme dans les exemples que nous avons cités, porter des tréponèmes à son mari et à son propre enfant.

Il n'est pas de pire fabrique de monstres. Sur ce point, la syphilis rivalise avec l'alcoolisme ; il est vrai qu'il y a, maintes fois, association entre les deux.

Si toutes les intoxications et les maladies infectieuses sont susceptibles d'entraîner des malformations congénitales, aucune n'a pourtant l'activité de la syphilis et de l'alcoolisme auxquels on doit la plupart des hydrocéphales, épileptiques, enfants tarés, porteurs de becs de lièvre, de doigts en surnombre, de déformations des membres et de la face, etc...

Hérédité de la syphilis. — La transmission du virus peut se faire par le père ou par la mère. Cette question parfaitement étudiée aujourd'hui offre les plus curieuses constatations. On verra un enfant naître syphilitique d'un père malade et d'une mère saine. Une mère restée saine, ayant eu des enfants syphilitiques, peut engendrer des enfants sains, par la suite, lorsqu'elle se remarie avec un mari sain.

Il peut se produire également, chose étonnante avec cette maladie si contagieuse, qu'une mère syphilitique qui contracte un chancre à la fin de sa grossesse, accouche d'un enfant sain.

L'hérédité de la syphilis n'est pas fatale, à quelque degré que soit la maladie des parents ; cependant, lorsque la mère est infectée, l'enfant court les plus grands risques.

D'autre part, une mère restée jusque-là indemne, peut être infectée par son fœtus sans l'avoir été par le père.

Propheta a établi comme une loi que l'enfant pouvait, dans certaines circonstances, être immunisé dès sa naissance par la maladie des parents et rendu réfractaire à la syphilis.

Cela explique peut-être pourquoi la maladie apparaît aujourd'hui dans nos pays civilisés avec des allures moins graves que jadis. On dirait que les races ont reçu une sorte de vaccination.

Colles a énoncé une autre loi qui porte son nom, par laquelle il proclame qu'une mère peut être immunisée au lieu d'être contaminée par son enfant syphilitique.

Les hérédo-syphilitiques, spécialement étudiés par E. Fournier, dans la plupart des cas, se montrent mal venus, faibles, inaptes à la vie, avec des malformations diverses ou des troubles généraux ou locaux, sujets au rachitisme, à l'idiotie, avec des altérations du crâne, des dents, de la cage thoracique, des vertèbres, des membres, du système nerveux, etc... Toutes choses qui les prédisposent à la scrofule, à la tuberculose, etc...

La syphilis est la grande destructrice des énergies humaines et la société a le devoir de lutter contre elle. Bien des criminels, déments ou demi-fous, sont irresponsables parce que le tréponème a endommagé leur système nerveux.

Dans toutes les maladies nerveuses et celles qui portent sur les organes des sens qui dépendent du système nerveux (vue, audition, etc.) « si l'on met « à part les intoxications, la tuberculose, et quel- « ques complications de maladies infectieuses, on « trouve la syphilis à l'origine » (Debove).

Mais je me hâte de dire qu'il ne faut pas s'alarmer outre mesure car l'infection bien soignée et prise à temps n'empêchera pas la naissance de beaux enfants, sans tares. On a le tort de désespérer les malades sous le louable prétexte qu'il convient d'effrayer le public pour le pousser à se tenir sur ses gardes.

On raconte toujours les catastrophes, et on omet de parler des guérisons.

Elles sont indiscutables, malheureusement les gens guéris n'ont pas coutume d'envoyer leur photographie avec des attestations écrites, comme cela se fait couramment pour certaines pilules. La syphilis, que l'on appelait jadis la *vérole*, mot malsonnant, que l'on remplace aujourd'hui par celui d'*avarie*, est considérée comme un mal inavouable.

Traitements. — Avec un traitement précoce et bien réglé, on ne saurait trop répéter que la syphilis guérit et guérit parfaitement, mais il y a certaines conditions à remplir.

La question se pose sous deux aspects différents : *traitement individuel* et *traitement social*.

Le traitement au point de vue social doit être étudié à part, car c'est le même que pour toutes les maladies vénériennes et il est lié à celui de l'alcoolisme et de la tuberculose qui reconnaissent bien souvent les mêmes causes. J'en parlerai au chapitre suivant avec les moyens pratiques d'éviter ces maladies. C'est le point le plus épineux mais aussi le plus intéressant du problème et l'on verra que la solution n'est pas encore trouvée, mais pourtant que si nos législateurs le voulaient bien, on parviendrait à limiter, à circonscrire ces fléaux sociaux et à épargner ainsi tant d'innocentes victimes.

Le traitement de la maladie elle-même, chez un sujet donné, est aujourd'hui l'objet de discussions incessantes.

Jadis on ne connaissait que le mercure. Ce métal si curieux, liquide, lourd, brillant, semblable à de l'argent fondu était réputé pour guérir la vérole.

A la suite des épidémies qui coïncidèrent avec le retour des marins de Christophe Colomb, en Italie, on remarqua que les ouvriers employés dans la fabrication des glaces à Venise, pour laquelle on utilisait beaucoup de mercure, guérissaient rapidement de la syphilis, ou échappaient à la contagion. La même observation fut faite sur les ouvriers travaillant dans les mines de cinabre d'Almaden en Espagne et d'Idria en Illyrie.

Le cinabre est le minerai principal dans lequel on trouve le mercure à l'état naturel.

De là provient le traitement mercuriel et l'expérience de plusieurs siècles n'a fait que confirmer les heureux résultats de la médication.

Depuis quelques années, on s'adresse à l'arsenic

et tout récemment on a parlé de guérisons remarquables par l'emploi des sels de Bismuth.

Le professeur A. Richaud dit : « Dans ces der- « nières années, on a beaucoup employé l'arsenic « dans le traitement de la syphilis et à la suite de « quelques communications un peu tapageuses, on « a même pu croire que certains composés orga- « niques de l'arsenic étaient doués d'une véritable « action spécifique » (c'est-à-dire une action spé- ciale particulière, radicale) « en vérité le bilan de « l'arsenic dans la syphilithérapie (le traitement de « la syphilis) est aujourd'hui assez bien établi et, « de l'ensemble des faits observés, on peut con- « clure que les dérivés arsenicaux, quels qu'ils « soient, exercent incontestablement une action « nocive sur le tréponème, mais que cette action « nocive ne peut aboutir à une action vraiment « curative qu'à la condition d'employer des doses « élevées d'arsenic capables, dans beaucoup de cas, « de déterminer des accidents graves d'intoxica- « tion. »

Le mercure garde sa suprématie et beaucoup de praticiens estiment qu'il est préférable de s'adresser à un remède connu depuis des siècles, dont on connaît les caprices et les pouvoirs, dont les résultats sont remarquables entre les mains des médecins qui savent le manier, plutôt que de courir les risques sérieux d'employer une médication, séduisante au premier abord, mais qui compte des victimes et dont les résultats éloignés sont forcément inconnus.

Sans détrôner complètement le mercure, les arsenicaux ont pourtant l'avantage d'une action très rapide. Il s'agit en l'espèce du choix d'un médicament qui dépend du médecin et auquel le malade n'a qu'à se soumettre sans exprimer des préférences que rien ne saurait justifier.

Le professeur Jeanselme, par exemple, préconise le mercure chez les malades qui ont besoin d'un traitement énergique mais qui sont assez robustes pour le supporter car, il est incontestable qu'il est débilitant et qu'il expose à des intoxications. Il réserve les arsenicaux pour les malades affaiblis puisque l'arsenic est un excellent fortifiant, très employé dans la tuberculose notamment.

Que l'on se traite au mercure ou à l'arsenic (arrhénal, atoxyl, 606, salvarsan, néo-salvarsan, 914, etc...) ou avec une association fort avantageuse des deux remèdes (énésol, hectine) l'on ne saurait se passer des conseils de médecins expérimentés.

Je vais même plus loin : *il vaut mieux s'abstenir de soins que de se soigner mal*, car le traitement, pour être actif, exige des doses fortes, donc dangereuses et il doit être très surveillé de crainte d'accidents.

Il est absolument nécessaire d'entreprendre ce traitement le plus tôt possible.

Si vous soupçonnez la vérole, quittez toute occupation et allez voir le médecin le plus proche. Vous ne sauriez vous soigner seul ou simplement avec les conseils d'un pharmacien, qui, d'ailleurs, s'il est consciencieux, se refusera à vous en donner. Évitez les consultations populaires à prix réduit, autres que celles des hôpitaux, car elles ne sont soumises à aucun contrôle, et les « docteurs » attachés à l'établissement, sont de pauvres hères mal payés, parfois étudiants en médecine, le plus souvent dévoyés, bacheliers sans emploi, faisant figure de médecins, appliquant à l'aveuglette les principes d'un individu diplômé, véritable docteur en médecine, mais peu scrupuleux, dont le parchemin couvre tout un trafic dangereux pour la vie et le porte-monnaie du naïf client alléché par une publicité d'urinoirs.

Choisissez un médecin et même, s'il ne répond pas à tous vos espoirs, attachez-vous à lui, quitte à demander qu'il appelle un confrère en consultation.

Un bon traitement de la syphilis doit durer d'abord au moins quatre ans, bien que, tous les symptômes disparus, la santé semble parfaite.

Le médecin qui a assisté aux signes de début connaît de précieux renseignements qui feront défaut à un autre médecin consulté par la suite.

Ceci est un principe essentiel : *Le médecin qui a vu le premier les lésions initiales de votre syphilis doit vous accompagner pendant toute votre existence vous et vos enfants.*

Si vous désirez les avis d'autres médecins, votre conseiller de santé habituel ne saurait s'y opposer et il est indispensable qu'il assiste à la consultation. C'est le témoin principal du grand procès dont votre vie dépend.

Donc, jamais en cachette, mais toujours en honnête homme, ouvertement, telle devra être la devise du syphilitique pour se soigner et se guérir. Hors de ce principe il est perdu. Nous ne connaissons pas d'exception à cette règle.

Il est à peine croyable que devant un si redoutable danger, l'homme ne s'abandonne pas aveuglément aux conseils de celui qui passe sa vie et expose ses jours à étudier l'art de guérir.

Voici en général la psychologie du vérolé. Tout d'abord la crainte. Il va voir un pharmacien qui lui conseille d'aller consulter un médecin. Tout honteux et tremblant il explique son cas, essaye de tromper le docteur et de se tromper lui-même, invoque des écorchures, des frottements extravagants, puis ayant entendu la parole fatale tomber de la bouche du praticien, il pâlit, se croit perdu et songe à un tas de fariboles littéraires concluant au déshonneur et à la mort.

Le médecin emploie son éloquence et sa persuasion à lui remonter le moral. Il y parvient. Il n'est pas rare que le malade sente surgir un doute et cherche par plusieurs consultations diverses à mettre en défaut le diagnostic médical.

Admettons qu'il soit convaincu et se résigne à exécuter les prescriptions. En premier lieu, il va suivre religieusement la moindre recommandation, il exagère même. Il ne pense plus au suicide, mais il veut guérir et il a raison puisque la guérison est possible.

Que ce beau zèle ne dure-t-il?

Les accidents primitifs et secondaires cèdent vite à l'action médicale.

Peu à peu, le vérolé se sent guéri, bien en point, les quelques plaques muqueuses qui peuvent persister, ne le gênent guère, il ne souffre pas.

Sur dix, pour trois qui continuent à bien se soigner, on peut poser en principe qu'il y en a sept qui se lassent et ne tardent pas à penser que le médecin qui les conseillait est un âne, voire même un exploiteur.

Ils se risquent timidement à rechercher l'agréable secousse amoureuse auprès d'une prostituée. Ils s'enhardissent. Le premier pas n'a été suivi d'aucun retentissement fâcheux. Ils reprennent d'autant plus de goût à la vie qu'ils se sont vus perdus.

Les voilà qui jouent au « Don Juan ». Bientôt ils trouvent une justification à la criminelle satisfaction de leur appétit amoureux. « J'ai été pris, pourquoi donc me gênerais-je? C'est bien leur tour aux autres à être pincés comme moi! » Et avec le goût sadique d'une vengeance satisfaite, ils répandent à profusion, au hasard des lésions invisibles ou peu visibles dont ils sont porteurs, le terrible tréponème. Ceux-là sont innombrables et échappent aux lois.

Songez que la vérole demande près d'un mois avant de se déclarer. Comment vouloir qu'une prostituée s'aperçoive qu'elle est contaminée ou se souvienne du client de passage qui l'a si bellement ensemencée?

Le châtiment? Le vérolé le porte dans ses veines. Il se rit de la médecine et de ses médecins. L'événement lui donne raison cinq ans, dix ans, vingt ans et plus, mais l'heure inéluctable arrive où le malheureux succombe sous les effets du poison dont il s'est fait le volontaire distributeur.

C'est la folie, la paralysie, l'ataxie locomotrice progressive, l'asile, l'hôpital, la petite voiture et la fin interminable d'une vie pitoyable qui se dispute à la mort par de longues souffrances, tortures sans rémission, ne laissant au malade pas une heure de repos, ni jour ni nuit, tortures physiques et tortures morales car, quels ne doivent pas être ses remords lorsqu'il pense qu'avec un bien léger sacrifice à Esculape, il pouvait vivre comme les autres, les heureux, les bien portants et éviter ces affreuses misères !

En vérité, nul n'est autorisé à dire que l'on peut obtenir la guérison *définitive* de la syphilis, pourtant les cas ne manquent pas où, bien soignée, la maladie cesse de se manifester et même on a pu voir des sujets recommencer une deuxième syphilis avec tous les signes de début. La question est trop grave et l'on comprendra ma réserve. Pour qu'un malade ait des chances de ne plus avoir d'accidents, il faut, comme je l'ai déjà dit, qu'il se soigne toute sa vie. C'est de la prudence élémentaire puisque nous ne possédons aucun moyen d'affirmer la guérison.

Le traitement de la syphilis doit être avant tout un traitement général ; les méthodes locales et régionales ne doivent être utilisées qu'accessoirement.

Les véritables médicaments anti-syphilitiques ayant le pouvoir de tuer le tréponème sont : le mercure, les atoxyls, le salvarsan, l'antimoine, et sans doute le bismuth. L'action de l'iode et de la quinine semble beaucoup plus incertaine.

D'après les études les plus modernes, il semble que les sels de bismuth constituent un remède presque parfait contre la syphilis. MM. Fournier et Guérineau ont communiqué à l'Académie de Médecine, 100 cas de guérison. La question est trop récente et délicate pour que je puisse me permettre de donner un avis consciencieux.

Il faut rejeter les atoxyls dont l'emploi est dangereux à cause des désordres qu'ils ont occasionnés sur le nerf optique au point d'avoir entraîné la perte de la vue. Au contraire, le mercure et le salvarsan sont des médicaments de grande valeur et vraiment indispensables parce que leur action est la plus puissante, tout en restant dans les limites de doses non dangereuses. La thérapeutique combinée, qui emploie concurremment le mercure et le salvarsan, a de grands avantages et beaucoup de médecins lui donnent leurs préférences.

Le traitement doit être dirigé par un médecin connaissant bien son malade et on peut dire qu'il y a autant de formules que de sujets.

Néanmoins, il y a un principe sur lequel tout le monde est d'accord, c'est que la médication sera intensive. Il faut que les tréponèmes soient assaillis constamment et restent en présence des remèdes pendant plus d'un an sans discontinuer et même davantage.

La syphilis tertiaire exige des soins particulièrement énergiques car le parasite se montre à ce stade très résistant.

Depuis les innombrables études entreprises pour combattre le fléau, on en est arrivé à cette conclusion qu'il faut commencer les remèdes aussitôt que possible, employer de grandes doses pendant la première année et continuer ensuite tous les ans une cure d'entretien et de prudence.

L'idée dominante du médecin est de faire avorter la syphilis et il peut y parvenir si le chancre est attaqué avant le trentième jour de son évolution.

Tout d'abord le traitement général comporte l'emploi d'un remède spécial contre le microbe, puis des moyens accessoires : hygiène, toniques, etc.

Le mercure est administré soit par la bouche, en potions ou pilules; soit par la peau en frictions, emplâtres, bains; par injections sous la peau ou dans les muscles et enfin par injections directes dans le sang des veines.

Par la bouche, on donne du mercure en nature ou des sels de mercure, dont les plus employés sont le sublimé et le proto-iodure.

Le sublimé est la substance active des vieilles pilules de Dupuytren et de la liqueur de Van Swieten dont voici la formule :

Pilules de Dupuytren :

> Sublimé. . . . . 1 centigramme.
> Extrait thébaïque. 1 —

pour une pilule.   (Fournier).

Liqueur de Van Swieten :

> Eau distillée. 1 litre.
> Sublimé. . . 1 gramme.

Cette solution contient environ quinze milligrammes de sublimé par cuillerée à soupe. On la donne en général dans du lait.

Le proto-iodure de mercure ne se donne qu'en pilule; c'est lui qui est le plus usité actuellement sous la forme de pilules de Ricord.

> Proto-iodure de mercure. 3 grammes.
> Extrait thébaïque . . . . 1 —
> Thridace . . . . 3 —
> Conserves de rosés. . . . 6 —

à diviser en soixante pilules. Chacune contient cinq centigrammes de remède.

Le sublimé est actif, mais il est mal toléré par l'estomac et il est difficile d'augmenter la dose.

Le proto-iodure donne de la diarrhée mais on peut augmenter les doses. On arrive à faire très bien supporter dix centigrammes par jour à un homme. Pour la femme, il vaut mieux s'en tenir à cinq centigrammes.

Sublimé ou proto-iodure doivent être pris l'un et l'autre au moment des repas, car le mercure est mieux accepté s'il se mélange aux aliments. On fera prendre deux doses dans les vingt-quatre heures, aussi éloignées l'une de l'autre que possible, par conséquent l'une au repas du soir, l'autre au réveil, au petit déjeuner.

Cette méthode est la plus commode de toutes mais aussi c'est la moins active et la moins sûre car on ne sait jamais si la pilule va se dissoudre.

La méthode des frictions est plus active mais on peut lui reprocher aussi d'être aveugle.

En général, on emploie le mélange de Vidal :

Onguent napolitain. 60 grammes.
Baume du Pérou. .   4   —
(Usage externe).

Diviser en seize petites boîtes contenant chacune quatre grammes.

Les frictions se font le soir au moment de se

mettre au lit, ce qui permet au malade de conserver le mercure sur sa peau durant toute la nuit ; la
chaleur des draps favorise l'absorption du remède.
Le malade couché peut se frictionner lui-même
avec le doigt nu ou recouvert d'un linge ; il
emploie une boîte chaque fois et frotte au moins
pendant dix minutes ou un quart d'heure.

Chaque soir, il commencera par laver soigneusement au savon ou à l'eau l'endroit choisi, jamais
le même deux jours de suite ; puis il essuyera,
étendra la pommade, frottera énergiquement et
restera ainsi jusqu'au lendemain matin, alors il se
savonnera, et se poudrera avec de la poudre de riz.

Fournier prescrivait de quinze à vingt frictions
consécutives, une tous les deux jours.

Charcot ordonnait une friction tous les jours
pendant quinze ou vingt jours, puis un repos d'une
égale durée. On applique la pommade de chaque
côté de la poitrine, au-dessous des aisselles, au pli
du coude à l'avant-bras, à la face interne des
cuisses, au niveau des mollets, etc.

On ne se sert plus des emplâtres et on n'admet
plus l'efficacité des bains de sublimé.

On préfère aujourd'hui employer des injections
intra-musculaires que l'on dose avec précision
grâce aux seringues graduées.

On a essayé beaucoup de sels différents mais

l'expérience a prouvé que les meilleurs étaient les suivants :

Le biodure de mercure est insoluble dans l'eau mais il est soluble dans l'huile et dans les solutions iodurées.

Avec l'iodure de sodium, le biodure de mercure donne des solutions très stables, peu douloureuses, dont l'action est des plus remarquables et c'est aujourd'hui un des meilleurs composés mercuriels à recommander.

Excellent aussi est le benzoate de mercure. Le cyanure de mercure donne des injections douloureuses, il est très caustique et expose les malades, plus que tout autre remède, aux accidents de la *stomatite mercurielle*.

Le calomel jouit d'une rapidité remarquable aussi l'emploie-t-on dans les cas graves, mais il est difficile d'en prolonger l'emploi.

L'huile grise est une préparation de mercure naturel émulsionné dans un corps gras liquide. C'est un excellent remède qui, bien manié, est encore un des mieux tolérés par les malades.

La préparation mercurielle de choix doit être peu toxique, et ne provoquer en injections ni abcès, ni douleurs, ni indurations.

Les injections de sels solubles peuvent être faites à la rigueur sous la peau, mais on n'en retire aucun avantage. Il est préférable d'adopter les injections intra-musculaires. Selon la nature du remède; selon la résistance du malade, donc d'après les conseils du médecin on fait ces piqûres tous les jours, tous les deux jours ou toutes les semaines, en piquant alternativement en pleine chair dans l'une et dans l'autre fesse.

Si par hasard, il persistait un peu de douleur au point de la piqûre, on la calmera en appliquant des compresses d'eau très froide.

Chez certains sujets, très peu nombreux, il peut y avoir après l'injection, un peu de malaise, lassitude que l'on évitera en laissant les patients couchés. Par la suite le malade devra marcher le moins possible, s'abstenir d'exercices violents.

Il se peut qu'on perçoive à l'emplacement piqué comme une petite noisette dure, nodosité dans la profondeur qui provient de l'injection restée sur place sans qu'on sache pourquoi. Il faut se méfier de ces réserves de remèdes qui sont susceptibles de se répandre un jour dans l'organisme, et qui alors, se surajoutant à la dose nouvelle causeront de l'intoxication. Les abcès ne s'observent plus aujourd'hui que l'on sait faire les piqûres dans les conditions d'asepsie voulues et que l'on emploie des solutions bien stérilisées.

Les injections intra-veineuses, indispensables

dans certains cas, ne présentent pas une grande supériorité. Par contre, elles ne sont pas toujours faciles à faire et exposent à des accidents.

Le mercure s'élimine lentement mais si l'on emploie des doses un peu fortes, il est débilitant ; il détermine des accidents locaux et, (*mais rarement*), des accidents généraux.

Les accidents locaux frappent surtout le tube digestif et la bouche. On sait aujourd'hui que tout syphilitique soumis au traitement mercuriel doit soigner ses dents avec minutie. *Il fera bien d'aller chez le dentiste faire enlever ses dents mauvaises et gratter le tartre accumulé*

Si le malade n'est pas négligent, il présentera un peu de salivation exagérée qui ne le gênera pas, dans le cas contraire on peut voir intervenir des ulcérations graves de la bouche, de la gangrène, et la chute des dents.

On évitera cela en se brossant les dents après chaque repas, le matin au réveil et le soir avant de se coucher, avec du savon de Marseille, une poudre dentifrice comme celle dont la formule suit et une brosse neuve, ni trop dure ni trop molle, en ayant soin d'insister sur la naissance de la dent sans craindre de faire saigner la gencive.

Poudre dentifrice :

Poudre de quinquina rouge .   80 grammes
Poudre de santal rouge . . .   20   —
Essence de menthe . . . . . .   1 ·   —

(Usage externe.)

Voici encore une autre formule très recommandable :

Carbonate de chaux précipité   25 grammes
Carbonate de magnésie . . .   10   —
Poudre de racine d'iris . . .   10   —
Carmin pulvérisé   0,25
Essence de menthe   0,50
Essence de badiane   0,50
Essence de roses d'Orient . .   2 gouttes

(Poudre usage externe.)

Le tube digestif montre son intolérance par des douleurs d'estomac, des vomissements et surtout de la diarrhée. C'est pour les éviter que dans les pilules on met en général de l'opium ou un dérivé.

Cette diarrhée disparaît d'elle-même quand on cesse le traitement, mais chez certains malades elle peut déterminer de l'entérite qui exige des soins spéciaux et un régime à base de lait.

L'iode, à l'heure actuelle n'est pas très employée, comme remède, par contre, l'iodure garde toujours sa suprématie surtout dans la cure d'entretien prévue pour éviter les accidents tertiaires.

La préparation de beaucoup la plus usitée est le

sirop de Gilbert qui associe l'iodure de potassium au biodure de mercure.

J'ai l'habitude de prescrire à mes malades, quelle que soit la méthode dont ils ont été soignés au début, de prendre toute leur vie chaque année, au printemps et à l'automne, la potion suivante par cuillerées à soupe au moment de manger, une à midi, l'autre le soir, pure ou avec du lait ou du vin blanc.

Teinture de belladone. .	5 grammes
Biodure de mercure . .	0,35 centigrammes
Iodure de potassium . .	3 grammes
Eau Q. S. pour.	500 —

L'emploi du 914 a presque fait complètement délaisser le 606. On pratique généralement des injections dans les veines du malade, tous les cinq ou six jours, à doses croissantes. Il est très important de ne pas administrer de doses insuffisantes ou trop écartées. Depuis quelque temps, on supprime le reproche de terreur qu'inspirent à certains malades les injections intra-veineuses et on parvient très bien à faire des injections de néo-salvarsan sous la peau. Je ne peux insister sur ces traitements modernes qui ne peuvent être appliqués que par le médecin lui-même.

La société de Pédiatrie s'est montrée favorable à l'unanimité pour le traitement de la syphilis du nourrisson par le 914, mais autant que possible en suppositoires que l'on introduit dans le rectum aussitôt après une selle. Les injections intra-veineuses, chez l'enfant, doivent être réservées pour les cas graves qui exigent uuc intervention énergique.

Les médecins spécialistes actuels semblent disposés à employer l'arseno-benzol sauf chez les sujets qui ne le tolèrent pas. Suivant les circonstances on peut injecter ce remède également dans le liquide céphalo-rachidien qui baigne la moelle épinière.

Beaucoup de spécialistes emploient mercure et 914 en même temps, par exemple (mais je le répète ceci n'est pas une règle), on commencera par quatre injections de 914 en vingt jours, suivies d'un repos de dix jours, puis il sera fait huit injections d'huile grise, une par semaine, intercalées dans une série quotidienne de piqûres de benzoate de mercure. En même temps, il sera pris chaque jour trois grammes d'iodure de potassium par la bouche. Encore dix jours de repos, puis on termine par quatre injections de 914 en vingt jours.

Il est nécessaire que les malades évitent tout surmenage et s'abstiennent d'alcool, de tabac et d'amour. Les meilleures conditions seront réalisées par le repos au grand air et une alimentation substantielle.

Le syphilitique doit renoncer au tabac qui engendre presque toujours chez lui des plaques muqueuses, des ulcérations capables, par la suite, de dégénérer en cancer.

Le corps devra être tenu en état de grande propreté par des bains très fréquents. C'est la malpropreté qui occasionne la plupart du temps les plaques muqueuses de l'anus ou de la vulve.

Ceux qui présenteront de l'anémie auront peut-être besoin de préparations ferrugineuses, de quinquina, d'huile de foie de morue. Dans tous les cas, l'hydrothérapie est absolument nécessaire. Les malades qui en auront les moyens, iront faire une cure à Aix-les-Bains, Barèges, Cauterets, Challes, Luchon, mais surtout Uriage, ou, dans d'autres cas, à des eaux salées, ou encore à des eaux ferrugineuses. Les eaux de Plombières et de Néris conviennent aux syphilitiques-névrosés qui ont perdu le sommeil et font de la neurasthénie. Lamalou-les-Bains est réputé pour ceux qui sont frappés de paralysie.

Je ne peux entrer dans le détail des accidents possibles, puisque le médecin seul peut les combattre.

Le chancre doit être soigné dès le début, quand cela ne serait que pour éviter son infection par d'autres microbes.

Dans le désir d'enráyer la maladie avant qu'elle n'ait envahi le sang, on a essayé d'enlever au bistouri le chancre avec toute la peau environnante, d'un seul bloc. Les résultats sont discutés. Les Viennois s'en montrent très partisans à condition que l'opération soit faite avant l'envahissement des ganglions.

Fournier disait, en s'apppuyant sur sa grande expérience, il faut s'abstenir de tout traitement pour guérir un chancre puisqu'il tend naturellement vers la guérison.

Il faut recommander les bains locaux dans du sublimé, des lavages et la poudre que j'ai déjà formulée :

Aristol.	5 grammes
Sous-nitrate de bismuth.	5 —

(Poudre usage externe.)

Il faut éviter les poudres et les pommades contenant du mercure qui risquent d'exciter le chancre et de provoquer un véritable phagédénisme (voir chancre-mou.)

Un chancre de la bouche se soignera par des gargarismes antiseptiques avec du sublimé ou mieux du tercinol.

Le chancre du sein sera maintenu propre et protégé par un petit pansement.

Il n'y a pas de soins contre la roséole qui disparaît avec le traitement général.

L'alopécie sera soignée par des frictions avec la lotion excitante de Saint-Louis.

Ammoniaque liquide . .   5 grammes
Essence de térébenthine.   25   —
Alcool camphré.   125   —

(Solution usage externe.)

Les plaques muqueuses, surtout celles de la bouche, sont un ordre absolu de cesser l'usage du tabac et des boissons alcooliques.

On les soigne par la propreté, le savonnage des dents, des gargarismes au tercinol et des attouchements tous les quatre jours avec de la teinture d'iode ou du nitrate d'argent en solution à 1/20. Les plaques muqueuses de la vulve se trouvent particulièrement bien des attouchements par le nitrate acide de mercure, mais ce caustique est violent et ne peut être manié que par un médecin.

Chez les hérédo-syphilitiques au sein ou au biberon, on donne de la liqueur de Van Swieten, par gouttes, dans du lait, d'abord vingt gouttes par jour, en quatre fois, puis on augmente à trente, quarante, cinquante et soixante gouttes. Un enfant de deux ans peut prendre cinq grammes de cette liqueur. C'est surtout chez l'enfant que l'on utilise les frictions mercurielles.

Le syphilitique devra observer, une fois pour toutes, ce précepte : *user de la vie sans abuser !*

Il devra faire très attention à sa santé et se souvenir qu'il reste une proie facile pour la tuberculose.

La question du mariage des syphilitiques est une des plus importantes que le médecin ait à envisager.

On a écrit des volumes sur ce sujet. De tout cela il semble résulter qu'un syphilitique ne doit pas se marier alors que sa maladie est en pleine activité. En outrepassant cette défense, il agit comme un misérable, un malfaiteur; il est bien regrettable que la loi ne puisse poursuivre de semblables attentats, à l'instar des coups et blessures volontaires avec préméditation.

Pour contracter le mariage, un homme consciencieux devra attendre qu'il se soit écoulé au moins trois ans depuis le chancre et qu'il n'ait eu aucun accident, pas la plus petite plaque muqueuse depuis deux ans. Toute vérole rebelle, à manifestations récidivantes, est un obstacle au mariage. Pour tout sujet qui sera dans les conditions favorables minimum que je viens de dire, la prudence recommande de reprendre un traitement préventif pendant les deux ou trois mois qui précèderont le mariage.

Comment éviter les maladies vénériennes? — Les maladies vénériennes peuvent-elles être évitées? Répondre à cette question est assez embarrassant, car il s'agit d'infections très contagieuses et nous avons vu qu'en fait, elles pouvaient toutes, ou à peu près, se transmettre sans qu'on puisse accuser parfois les rapports sexuels.

Il faut se persuader que, s'il est impossible de se mettre avec certitude à l'abri de leurs méfaits, on parvient cependant à les limiter et qu'il y a moyen de diminuer considérablement le nombre des victimes.

Mais pour cela il faut l'effort individuel de chacun et le concours attentif, non seulement des pouvoirs publics, mais encore de toutes les nations civilisées.

Devant certains fléaux de grande envergure, comme la peste ou le choléra, les peuples ont été amenés à constituer une sorte d'internationale sanitaire. Les lois et conventions qui ont été rédigées en commun ont prouvé leur efficacité. Il faut recommencer pour les maladies vénériennes et prendre des mesures générales.

Si l'on veut arriver à un résultat, on doit d'abord

instruire le public car, on ne saurait réussir si l'on a l'opinion publique contre soi.

La guerre a changé les esprits plus profondément qu'on ne croit ; il est évident, pour qui sait observer, que les hommes ont appris à regarder la mort en face et, sentant la nécessité de l'instruction, sont avides d'enseignements.

Bien des préjugés, bien des routines, nous lient encore mais c'est affaire de patience ; l'évolution sociale marche à grands pas. Chose curieuse et assez inattendue, c'est surtout dans les classes dirigeantes et instruites que l'on rencontre le plus de résistance. C'est que là, on s'imagine que la fortune protège des infections vénériennes ; on semble croire que la blennorragie et la syphilis ne sévissent que parmi la basse classe. Grave erreur ! Le médecin sait que si la fortune et l'éducation permettent de sauvegarder les apparences et de conserver le secret, elles ne dispensent nullement les gens riches de la vérole et de la chaudepisse, et je sais bien des femmes élégantes et parfumées, bien des hommes soignés et chics qui portent de tristes tares sous le mystère des habits à la dernière mode.

Il en sera de ceci, comme de la rage. On est loin de connaître tous les cas que l'on soigne sous le couvert du secret professionnel et leur fréquence surprendra le monde, le jour où on cherchera sérieusement à enrayer les maladies vénériennes.

Voici un fait caractéristique communiqué par le Docteur Dubar à la Société de Prophylaxie.

Ce médecin ayant demandé l'autorisation au maire d'un arrondissement de Paris, de faire une conférence sur le péril vénérien, sa demande fut mal accueillie. Il alla solliciter l'appui d'une haute personnalité politique. Voici qu'elle fut la réponse de cet honnête homme, de ce chef chargé par devoir de veiller sur la santé publique. Je n'invente rien, je cite, d'après Guiard :

« Ah! vous n'êtes pas drôles, vous n'êtes pas
« gais, vous, les médecins! A vous écouter nous
« n'oserions plus marier nos filles! Comment! vous
« nous parlez de maladies qu'on a eu cinq, dix ou
« quinze ans auparavant et qui reviennent faire des
« malheurs! Vous allez semer la discorde, mettre
« la brouille dans les familles, quand une femme
« devra subir une laparatomie, sa mère dira : C'est
« mon gendre qui a donné cela à ma fille, voilà le
« résultat de ses fredaines de jeunesse! Et vous me
« demandez mon concours pour une pareille
« besogne? Jamais je n'y consentirai! »

Cette réponse typique pose le problème sous son vrai jour. Il faut aux hommes des filles vierges et ignorantes, sans cela leur plaisir serait amoindri.

Je ne sais plus qui a dit justement : « Si les jeunes filles savaient ce qu'elles risquent en se mariant, bien peu consentiraient à tenter l'aventure ! » Cette idée est peut-être un peu exagérée, mais il faut reconnaître qu'actuellement, elle a beaucoup de vrai. On comprend qu'une jeune fille ne veuille plus se marier sans exiger de son fiancé une visite médicale. Cette formalité est délicate, car, si le médecin est libre de refuser un certificat, il est, par contre, tenu au secret professionnel dont *rien ne peut le délier.* Je connais un médecin qui, désespérant de faire renoncer un de ses clients à un mariage projeté, ne put cependant prévenir la famille pas plus que la jeune fille et dut, impuissant, laisser s'accomplir la contamination.

Il y a un moyen bien simple, que j'indique aux jeunes filles, de mode courante en Amérique pour d'autres raisons et qui ne peut blesser le fiancé le plus susceptible, c'est d'exiger que, le jour des fiançailles, le fiancé *fournisse un certificat d'assurance sur la vie.* Elle peut d'ailleurs en fournir un pour elle-même, et les apparences seront sauvegardées. Elle aura ainsi une sérieuse présomption de ne pas épouser un syphilitique.

On crie beaucoup contre les maladies vénériennes en affectant d'en accabler la classe pauvre et ouvrière.

En fait, qui donc est le plus à même de mener une vie de débauche et par conséquent de contracter un virus qui ne respecte ni titres, ni fortune, du travailleur fatigué par une journée de dur labeur, ou du jeune fils de famille, séduisant, bien garni d'argent, et oisif?

Les statistiques portent sur les prostituées les pauvres, les soldats, les marins, les malades des hôpitaux... mais les autres?

Si l'on veut combattre efficacement une maladie, il faut en rechercher les causes sociales.

Pour les maladies vénériennes, on voit toujours l'homme accuser la femme. C'est toujours elle la coupable, c'est elle que les lois policières, faites par des hommes, sont allées traquer.

Parmi les femmes, on incrimine les prostituées, bien entendu, les filles publiques de basse condition.

Rappelons tout de suite que la syphilis, surtout, s'attrape en dehors de tous rapports vénériens et qu'il est dangereux et malpropre de faire usage d'ustensiles de toilette qui ne sont pas strictement personnels, de vaisselle mal lavée (pour qu'elle soit bien lavée la vaisselle doit passer dans l'eau bouillante avec de la potasse), on ne doit pas sucer un tuyau de pipe, un porte-plume et un crayon ayant servi à d'autres. Il faut refuser, au restaurant ou au café, tout verre ou tasse dont les bords sont ébréchés. Je n'insiste pas car tous les livres d'hygiène, bien que ne parlant pas de syphilis, donnent des conseils qui s'y rapportent.

Il ne faut pas non plus laisser embrasser les enfants. On les empêchera de jouer avec des joujoux de bazar qui se mettent dans la bouche et que l'on voit essayer par tant d'acheteurs inconscients. Il est bon d'apprendre à se raser soi-même ou d'avoir chez le coiffeur des instruments personnels.

Il faut éviter les cafés, bars, estaminets. On y perd son temps, son argent, sa santé, et l'on ne compte plus les cas de syphilis contractés en buvant dans des verres malpropres. Pensez un peu qu'il y a en France une moyenne de un syphilitique sur six habitants, examinez comment sont lavés les verres dans un café et vous me direz ensuite si les chances de syphilis ne sont pas considérables.

En outre, dans les cafés, un patron qui veut faire des affaires, attire une clientèle attitrée de femmes, ou bien il fait assurer le service par des bonnes, ou mieux, il tient un café chantant.

L'alcool est l'ennemi de la raison. Après quelques consommations, le plus timide devient sentimental et se sent l'audace d'un don Juan. Le café lui offre un choix de complaisantes catins qui s'offrent à lui procurer une heure d'oubli, mais peut-être aussi toute une vie de regrets. Un homme sain, qui n'a pas bu, peut frôler le microbe sans le contracter, le même légèrement pris de boisson, oublieux de toutes précautions, récoltera tous les virus qui foisonnent « dans la coupe enchantée de la volupté ! »

Que d'hommes seraient restés sains s'ils n'avaient eu le débit de boissons à leur portée !

Interrogez autour de vous, presque toujours la première chaude-pisse d'un jeune homme coïncide avec la première « cuite ».

La société de Prophylaxie est d'avis qu'il faut instruire les jeunes gens.

Les enfants, dans la société moderne, peuvent être groupés en deux classes : 1° ceux qui s'élèvent comme ils veulent ; 2° ceux qui sont sévèrement surveillés.

Chez les uns comme chez les autres, il n'est pas d'enfants parfaitement innocents. Malgré tout, l'instinct sexuel s'éveille avec la puberté et par exemple, l'apparition des règles chez les petites filles, ou du sperme, chez les petits garçons, éveillent la curiosité.

Il est d'usage, devant leurs questions, de ne pas répondre ou de raconter des âneries. Les enfants ne se contentent point de cela, ils interrogent leurs camarades et, (j'en appelle aux souvenirs sincères de tous), ils se font à voix basse, en confidence, une éducation mutuelle des plus fantaisistes, bien plus dangereuse qu'on ne le croit. Qu'on leur apprenne la vérité et de très bonne heure! Qu'a-t-elle donc de si effrayant? Dans le cours d'histoire naturelle, et dans le cours d'hygiène il est bien simple d'indiquer sommairement le mécanisme de la reproduction des êtres et d'expliquer les maladies qui l'entravent.

Il faut qu'à l'âge de la puberté, ils sachent à quoi ils s'exposent en enfreignant ce commandement de Dieu : *Luxurieux point ne seras.* Il faut qu'ils sachent que l'enfer dont on les menace, n'est pas seulement dans une vie future hypothétique, mais bien sur cette terre, de leur vivant, à côté d'eux. Bref, si le jeune homme ne craint Dieu faut-il au moins lui apprendre à craindre la vérole.

On doit protéger les jeunes gens contre l'entraînement sentimental et les billevesées romanesques d'une littérature hypocrite. Dans notre société actuelle « le poison littéraire » a eu un retentissement que bien peu semblent soupçonner.

Que d'idées fausses, sous prétexte de poésie! En voulant cacher certains aspects de la vie, en exaltant le sentiment et le rêve, on semble rougir et enlaidir à plaisir l'acte principal autour duquel gravite le monde.

Qu'on le dissimule ou qu'on l'étale, l'union des

sexes est la grande affaire. Le plaisir amoureux correspond à l'instinct de reproduction de l'espèce et c'est le mobile le plus puissant, plus ou moins direct, de toutes nos actions. Gloire, profits, tout n'est qu'une variante de ce réflexe animal qui pousse le mâle à séduire la femelle et la femelle à attirer le mâle. On peut compliquer à plaisir les états d'âmes, la conclusion est toujours la même et le plaisir des sens ne varie pas. Alors, à quoi bon chercher le changement de femmes ou d'amants et multiplier les chances de maladie?

Chercher le bonheur, en dehors de l'union sincère et fidèle, avec le compagnon choisi selon son cœur, n'est qu'un leurre dangereux. Voilà ce qu'il faut dire et propager.

Contre le péril vénérien, il faut convaincre les jeunes gens que les *bonnes fortunes* engendrent le plus souvent les *pires infortunes*. Il faut recommander la chasteté jusqu'au mariage et par conséquent le mariage jeune. On ne compte plus le nombre de victimes causées par cette opinion stupide qu'un jeune homme doit jeter sa gourme.

La guerre nous a démontré que le besoin d'amour est purement artificiel et n'a pas le caractère impérieux qu'on veut bien lui donner. Les sports sont pour les jeunes gens un dérivatif très suffisant. Dans les conditions actuelles des mariages modernes, le mari fait une fin et apporte à une jeune vierge ignorante les restes d'un amour fatigué et bien souvent avarié. La race s'en ressent. Il faut apporter dans le choix de la santé des futurs époux, le même soin que l'on prend pour assortir les fortunes.

On relève dans le cahier de notes du professeur Fournier, publié dans son livre *Syphilis et mariage* la page suivante. Il parle de jeunes femmes contaminées par leur mari et ignorant leur mal :

« Ici une jeune et jolie femme couturée et défi-
« gurée par une syphilide tuberculo-ulcéreuse; là
« une autre qui perdit le nez par le fait d'une
« syphilide du même ordre; une troisième qui
« perdit le voile du palais; une quatrième qui,
« affectée d'un véritable phagédénisme osseux des
« fosses nasales, fut séquestrée du monde pour
« trois ans; une cinquième et une sixième qui
« restèrent hémiplégiques à la suite d'accidents
« cérébraux; une septième qui resta paraplégique,
« une huitième qui mourut d'une syphilis maligne
« de forme dénutritive et consomptive; une neu-
« vième qui mourut d'accidents viscéraux; une
« dixième qui, après avoir été littéralement épuisée
« par les assauts multiples d'une syphilis grave,
« contracta une tuberculose pulmonaire pré-
« parée par cette syphilis et succomba dans le

« dernier degré du marasme; une onzième trans-
« formée en véritable monstre par le fait d'une sy-
« philide phagédénique; une douzième, belle jeune
« femme qui fut prise d'accidents nerveux et mourut
« rapidement hémiplégique et comateuse, etc. »

Nous avons vu comme il était difficile pour une
femme de s'apercevoir des premiers accidents de
la syphilis; à plus forte raison si cette femme est
ignorante.

Lorsqu'un jeune homme est atteint de vérole ou
de chaudepisse, on est sûr qu'il accusera quelque
passante avec laquelle il eut un échange de caresses
brèves. Il peut avoir raison. La prostituée est un
sûr agent de contamination, surtout si l'on songe
qu'elle est déjà contagieuse pendant la période où
le mal couve avant de se déclarer franchement;
mais aussi, il est hors de doute que beaucoup de
maladies sont transmises par des femmes mariées,
même des femmes qui ont eu jusqu'alors une conduite irréprochable. Ces dernières, contaminées
par leur mari, sont d'autant plus dangereuses
qu'elles n'ont pas conscience de leur état.

Rien ne peut, en dehors de la chasteté, préserver
à peu près des maux vénériens.

On trouve dans le commerce des revêtements en
caoutchouc, en soie, ou en vessie de porc, connus
en France sous le nom de *préservatifs, condoms*

ou *capotes anglaises*. La sécurité qu'ils donnent est purement illusoire ; ils préservent approximativement d'une blennorragie mais pas de la syphilis. Ils sont sujets à se rompre ou à se perforer et voici la porte ouverte au virus.

Lorsqu'on se sert d'une capote anglaise, il faut la remplir d'eau pour voir si elle est bien étanche, puis on la vide, on l'enduit de vaseline et on l'applique sur la verge. Elle doit serrer un peu, mais pas trop. Après usage, il est indispensable de la jeter. En voulant la faire resservir, par esprit d'économie, on s'expose à de graves mécomptes.

Il faut être également convaincu que rien ne sert de tricher la nature. On n'échappe pas au mal en demandant à la femme des complaisances spéciales, dans l'idée d'échapper à la contagion en n'utilisant pas la cavité vaginale.

Par ces pratiques, on trompe la nature, on évite à la femme de la rendre enceinte, mais on n'échappe pas aux gonocoques ni aux tréponèmes.

Beaucoup de médecins ont cherché un moyen de mettre l'amour à l'abri du danger. Jusqu'ici on avait la pommade de Metchnikoff à base de calomel mais son efficacité s'est montrée à peu près nulle.

M. Gauducheau a récemment publié une nouvelle formule qui, après expérience, serait, paraît-il, absolument efficace. L'auteur prétend n'avoir jamais eu d'insuccès, même an cours d'essais en grande série sur des soldats.

Avant et aussitôt les rapports sexuels, à la suite d'un savonnage au savon de Marseille, l'homme s'enduit la verge d'une bonne couche de la pommade suivante, sans omettre d'en pousser dans le méat urinaire :

Thymol	1 gr. 75
Calomel	25 —
Vaseline	23 gr. 25
Lanoline	50 —

(Pommade usage externe.)

Avec cette pommade on n'aurait à redouter ni syphilis, ni blennorragie. A vrai dire, la composition du remède est ingénieuse et paraît efficace mais, en admettant son pouvoir, il faut reconnaître qu'on ne garantit que les organes génitaux et que les doigts ou la bouche, par exemple, restent exposés aux microbes.

S'il faut faire absolument la part du feu, car on ne modifie pas du jour au lendemain les mœurs d'une nation, il faut conseiller aux jeunes gens de fréquenter de préférence des prostituées âgées. Celles-ci ont fini par acquérir une expérience professionnelle. Elles redoutent la maladie qui équivaut pour elles à un dommage pécuniaire important. Elles savent ne se livrer à leurs exercices

qu'après une inspection adroite du client de rencontre et elles se refusent aux gens qui leur
semblent suspects.

La prostituée est soumise à des règlements qui
sont la honte d'une société civilisée. C'est un reste
d'esclavage dont rien n'excuse la persistance. On
traque les prostituées, on les soumet à des visites
médicales, c'est attenter à la liberté des gens sans
offrir aucune garantie pour la santé publique. La
visite médicale la plus minutieuse peut découvrir
une maladie confirmée chez une jeune femme peu
expérimentée, mais elle est impuissante contre une
maladie récemment contractée, surtout s'il s'agit
d'une femme qui connaît la question et sait
prendre des soins clandestins. Ce n'est pas quand
elle est en période aiguë que la femme est à
craindre. Les rapports sexuels sont alors trop douloureux pour être accomplis. La syphilis s'attrape
par les plaques muqueuses sournoises et la chaudepisse découle d'une mucosité de métrite
ancienne.

Puisque j'en suis à donner des conseils pratiques, je dirai encore qu'il est dangereux de passer
une nuit entière avec une femme ou un homme en
dehors de l'union stable. Les liaisons d'aventure
sont périlleuses et il faut avoir présent à l'esprit
que si, dans la journée ou le soir, en se mettant au

lit, les risques sont moindres parce qu'on prend toujours des précautions élémentaires d'hygiène, le réveil, au matin, pousse à des caresses oublieuses de tous préparatifs, échangées alors que la conscience est encore lourde de sommeil et que le corps las répugne à sortir de la tiédeur des draps.

Le gonocoque notamment, qui est embusqué chez tant de femmes dans le canal de l'urètre ou dans le fond du vagin, est un ennemi qui se lève tôt et frappe le matin.

Sitôt après les rapports. Il est prudent d'uriner afin de laver le canal.

Il faut éviter les hôtels meublés ; il est à peine croyable que des gens délicats acceptent de coucher dans des draps qui ont bien souvent déjà servi et de faire usage d'ustensiles de toilette, bidets, cuvettes, verres, carafes, communs à tant de couples successifs.

C'est dans cette idée que tout voyageur devrait emporter avec lui ses propres draps et s'en servir lorsqu'il est forcé de coucher à l'hôtel. A défaut, je recommande l'usage du sac de couchage, analogue au « sac à viande » du régiment, qui tient peu de place et dont l'emploi est si commode. On en fabrique en soie qui tiennent dans la malle un volume extrêmement réduit. Il va de soi qu'on doit avoir ses objets de toilette personnels. En outre, on se prémunira d'une petite bouteille d'alcool à 95°, ou à défaut d'alcool de menthe, ou de forte eau de Cologne. Si l'on est obligé d'employer une cuvette ou un bidet d'hôtel, on devra auparavant y verser une demi-cuillerée à café d'alcool, y mettre le feu et remuer le récipient, en mettant les mains en dessous, de manière à faire lécher, par la flamme toute la surface des parois.

L'instruction est indispensable pour la réussite de la campagne qu'il faut entreprendre car elle empêchera les protestations violentes des ignorants qui ne manqueraient de s'élever au nom de la liberté individuelle.

Est-ce à dire qu'elle détournera les jeunes gens et surtout les jeunes garçons du plaisir d'éprouver leur force de séduction?

Il est à craindre que non.

C'est toujours l'histoire de ces soldats, un jour de sortie, qui vont visiter un de ces musées anatomiques en cire comme il s'en trouve dans les fêtes foraines, où les maladies vénériennes sont représentées avec un naturalisme hideux. Après avoir frémi, pâli devant ces horreurs, ils sortent désœuvrés et se demandent comment ils vont employer leur temps. La chose est vite résolue, ils se dirigent sans hésiter vers la maison publique.

Le professeur Fournier remarquait que les étudiants en médecine fournissaient un sérieux contingent de malades vénériens. Et pourtant ces jeunes gens savent, voient. L'attrait de l'amour est plus fort que tout.

Tout ce que j'espère par ce travail, c'est d'avoir convaincu mes lecteurs de l'importance pour eux à se bien soigner et de bonne heure si le malheur veut qu'ils soient atteints.

Je résume : Quelle que soit la maladie vénérienne contractée, aussi bien les morpions, la gale que la blennorragie et la syphilis, il importe de se soigner vite et énergiquement. Pas de perte de temps; pas d'espérances injustifiées; pas de fausse honte, pas de demi-mesures, courez vite consulter votre médecin de famille et suivez ses conseils qui sont des ordres. Lui seul doit vous guider; lui seul doit vous indiquer la nécessité d'un spécialiste et le nom de celui-ci.

N'ajoutez aucune confiance aux réclames de journaux, pas plus qu'aux affiches de pissotières.

Dites-vous qu'il n'est aucune raison pour que la femme qui, en dehors du mariage, cède à vos supplications, même après une résistance sérieuse, n'ait pas déjà donné ses faveurs à d'autres. Fuyez les bonnes de cafés, les chanteuses de beuglants, les vendeuses de certains magasins, qui sont le plus souvent des prostituées libres, d'autant plus dangereuses qu'elles échappent à toutes visites, fuyez la femme facile et même la femme mariée.

Si vous recherchez une jeune fille vierge il n'y a aucune raison pour que vous ne l'épousiez pas et vous commettez une mauvaise action dont les conséquences peuvent être des plus graves, en détournant une fille que vous êtes bien résolu à abandonner quand votre caprice est passé.

Songez, si vous avez du cœur, au sort lamentable des prostituées légales. Réfléchissez qu'une femme ne devient généralement pas prostituée par goût. Elle ne tombe au ruisseau que parce que la vie difficile et le féroce égoïsme des hommes, l'y ont poussée. Ayez en mémoire que l'acte amoureux est une chose belle, noble, sérieuse, auquel vous devez la vie parce que le père que vous respectez et la mère que vous aimez s'y sont livrés dans un abandon de mutuel amour et de confiance. C'est le salir que de le parodier et de le traîner bassement dans des bouges.

Si vous vous sentez trop de forces, faites du sport et mariez-vous jeune. Vos parents cherchent-ils à vous détourner de ce projet parce que vous n'avez pas de situation? Ne les écoutez pas. Si vous n'avez pas d'argent, vous en gagnerez, vous travaillerez. C'est un rude éperon qui relève le courage, que la responsabilité d'une femme aimée à nourrir, sans compter que vous aurez des enfants. Peut-être serez-vous obligé de fournir un plus gros effort, mais vous en serez récompensé par les plus belles joies qu'il soit donné à l'homme de goûter : les joies du foyer. La richesse ne fait pas le bonheur, il est peu de ménages unis parmi les oisifs; par contre, lorsqu'on s'aime, lutter, souffrir ensemble voilà qui vous attache l'un à l'autre, et quand les mauvais moments sont passés, (car, réfléchissez-y bien, ils passent toujours) vous en gardez le souvenir satisfait de la difficulté vaincue et vous en conservez un prestige d'homme victorieux qui vous rehausse aux yeux de votre femme.

Pour ceux que je n'aurais pu convaincre ou qui auront lu trop tard ces conseils, ainsi que pour les faibles d'esprit que l'on doit protéger contre eux-mêmes, il faut demander l'aide de nos lois; multiplier les consultations gratuites, les dispensaires sérieux où la visite individuelle et confidentielle est assurée par des médecins instruits, consciencieux, autorisés spécialement par le Gouvernement.

Il faut multiplier les conférences, brochures, romans, pièces de théâtre, écrits en vue de la propagande et ne pas craindre d'instruire les enfants dans les écoles.

Nous, les électeurs, nous devons demander aux députés, mandat impératif, d'interdire les officines louches, les consultations dans l'arrière-boutique du pharmacien, la publicité éhontée et mensongère, le commerce des spécialités s'adressant directement au public.

Exigeons des lois pour traquer sévèrement les proxénètes et trafiquants qui exploitent la débauche; pour rendre responsables des accidents, les tenancières de maisons publiques qui devront faire preuve de connaissances médicales suffisantes et seront tenues d'examiner, tous les jours leurs collaboratrices; interdire tout racolage sur la voie publique, aussi bien le racolage des hommes par les femmes que celui des femmes par les hommes; supprimer les promenoirs de music-halls et les cafés à femmes; juguler la pornographie après avis d'une commission d'artistes et de littérateurs; défendre la basse littérature des romans soi-disant populaires qui faussent l'esprit, montrent la vie sous un faux jour et sont coupables de bien des chutes, bien des désillusions. Tout cela demande, comme complément, le droit formel à la recherche de la paternité, et la défense de la femme contre les entreprises masculines en lui donnant le droit de réclamer de son séducteur le mariage ou des dommages-intérêts sérieux.

Il est certaines maladies, la folie par exemple, qui ne sont pas acceptées comme motif de divorce. On doit mettre les maladies vénériennes au même rang. Des conjoints qui se sont mutuellement infectés ne peuvent plus divorcer; qu'ils se séparent de corps s'ils le désirent, mais que tout remariage leur soit impossible sinon on s'expose à étendre le mal et à voir quatre personnes contaminées au lieu de deux.

Quand je dis mariage, je veux aussi bien dire union libre. Ce n'est pas ici le lieu de discuter de l'opportunité de la reconnaissance officielle de l'union libre. La femme devrait avoir le droit d'être mère sans que des conventions stupides la couvrent d'opprobre parce qu'elle a un enfant et pas de mari.

Mais je ne veux pas m'attarder à des considérations philosophiques qui m'entraîneraient trop loin, car ce sujet est passionnant et gros de conséquences pour l'humanité. En somme, il ne faut pas fuir l'amour, mais on doit se livrer aux voluptés naturelles en gardant sa raison guidée par sa conscience, en leur donnant leur fin naturelle : la procréation d'enfants. C'est parce que l'homme a détourné l'amour de son but fécond, parce qu'il en a fait un libertinage sans frein que les maladies vénériennes nous menacent tous, les innocents comme les libertins.

Saint-Denis. — Imp. J. Dardaillon, 47, Boulevard de Châteaudun.

LE MARIAGE

Amour et Hygiène
Les Organes génitaux
La Génération :: ::

PAR LE
Docteur JAF

Sous ce titre vient de paraître un ouvrage incomparable. Véritable guide médical populaire, il doit figurer entre les mains de tous les gens mariés, ou appelés à le devenir, désireux d'assurer leur bonheur intime, leur santé et celle de leur descendance. Il met à la portée de tous les connaissances les plus complètes sur la physiologie et l'hygiène de l'amour conjugal, de la virilité, des joies sexuelles, de la génération et tous les secrets de l'intimité séductrice et captivante.

—————— TABLE DES MATIÈRES ——————

Un beau volume. . . . . 6 francs
Franco recommandé. . . . . 6 fr. 75

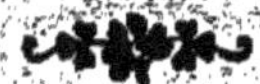

M. DROUIN, Éditeur

20, Rue de la Victoire, 20 -:- PARIS 9ᵉ

Méthode scientifique moderne de
Magnétisme, Hypnotisme, Suggestion,
　　par P. C. JAGOT. — Un beau volume in-8° avec photogravures, ... 18 francs, franco 19 fr. 80.

Traité de **Sciences occultes et de Magie Pratique,**
　　par P. C. JAGOT. — Un beau volume in-8° avec de nombreux clichés . . . . 18 francs, franco 19 fr. 80.

Le Pouvoir de la Volonté, *sur soi-même, sur les autres, sur le Destin,*
　　par P. C. JAGOT. — Un beau vol. 6 fr. 75, franco 7 fr. 50

Comment acquérir infailliblement
Une Parfaite Mémoire, *souple, rapide, exacte*
　　par P. C. JAGOT. — Un beau vol. 6 fr. 75, franco 7 fr. 50

Psychologie analytique et synthétique de
L'Amour. *Les Sens, le Cœur, l'Idée*
　　par P. C. JAGOT. — Un beau vol. 6 fr. 75, franco 7 fr. 50

L'Art de conserver l'Amour dans le Mariage,
　　par le Dʳ JAF. — Un beau vol. 6 fr. 75, franco 7 fr. 50

Prévoyance et sécurité en Amour,
　　par le Dʳ WOLF. — Un beau vol. 6 francs, franco 6 fr. 75

Nouveau Traité des
Maladies des Femmes,
　　par le Dʳ Louis GENEST de la Faculté de Médecine de Paris, un beau volume . . . 7 fr. 50, franco, 8 fr. 25

L'Ami des Jeunes filles, *Recettes de beauté,*
　　par COTEL LAVEC, un beau vol. 2 fr. 25, franco 2 fr. 75

L'Héroïque Pastorale,
　　par L. VUILLEMIN. Préface de Roland DORGELÈS, un beau volume . . . . 6 fr. 75, franco 7 fr. 50

www.ingramcontent.com/pod-product-compliance
Lightning Source LLC
LaVergne TN
LVHW021644060726
842527LV00003B/794